U0615881

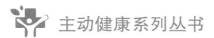

主动健康系列丛书

XINLI ZHUDONG JIANKANG

心理主动健康

组织编写　广西医学科学院·广西壮族自治区人民医院

主　　编　黎君君　李　健　伍秋霞　梁　佳　卢彩芳

广西科学技术出版社

·南宁·

图书在版编目（CIP）数据

心理主动健康 / 黎君君等主编. —南宁：广西科学
技术出版社，2024.5
（主动健康系列丛书）
ISBN 978-7-5551-2193-0

Ⅰ. ①心… Ⅱ. ①黎… Ⅲ. ①健康—普及读物 Ⅳ. ①R19-49

中国国家版本馆CIP数据核字（2024）第101820号

心理主动健康

主编 黎君君 李 健 伍秋霞 梁 佳 卢彩芳

责任编辑：李 媛 程 思 装帧设计：韦宇星
责任印制：陆 弟 责任校对：吴书丽

出 版 人：梁 志 出版发行：广西科学技术出版社
社 址：广西南宁市东葛路 66 号 邮政编码：530023
网 址：http://www.gxkjs.com
印 刷：广西民族印刷包装集团有限公司

开 本：787 mm × 1092 mm 1/16
字 数：228 千字 印 张：12.75
版 次：2024 年 5 月第 1 版 印 次：2024 年 5 月第 1 次印刷
书 号：ISBN 978-7-5551-2193-0
定 价：98.00 元

版权所有 侵权必究
质量服务承诺：如发现缺页、错页、倒装等印装质量问题，可联系本社调换。
服务电话：0771-5871817

《心理主动健康》
编委会

◆◆◆

（除备注工作单位外，其他人员工作单位均为广西医学科学院·广西壮族自治区人民医院）

主　编： 黎君君　李　健　伍秋霞　梁　佳　卢彩芳

副主编： 许　爱　钟佩妍　秦　梓　范琰华　林柏秀

　　　　　陈丽萍　黄凤燕　康　红　韦鸾英

编　者： 玉憬歆　黄飔飔　莫显祥　潘　淼　张馨月

　　　　　王　睿（柳州市工人医院）

　　　　　黄晓蔚（百色市人民医院）

　　　　　林燕妮（玉林市第一人民医院）

参与资料收集人员： 陆海青　卢丽娴　滕静妮

　　　　　　　　　　陈仕珍　方有锡

序 一

　　健康是人类永恒的话题，也是人类终其一生所追求的目标。健康是人生幸福的源泉，是生命之基。当前全球面临着诸多公共卫生挑战，人民对高质量健康的需求不断推动着健康新质生产力的发展，全人群主动寻求健康是新时代对健康的新定位、新要求，同时赋予健康新的时代内涵。从影响健康因素的广泛性出发，顺应新时代发展需求，变"被动医疗"为"主动健康"，推动"以治病为中心"向"以人民健康为中心"转变，积极探索构建主动健康服务体系，全方位地关注全人群的全生命周期健康。

　　广西医学科学院·广西壮族自治区人民医院发挥主动健康服务示范引领作用，着力构建主动健康服务体系，连续三年推动"构建主动健康服务体系"写入自治区政府工作报告，"倡导'主动健康'"概念写入《广西卫生健康发展"十四五"规划》。大河奔流，涓滴汇聚，理论先行，实践紧随。广西医学科学院·广西壮族自治区人民医院率先以理论筑基，用实践探究真理，先后出版《主动健康理论与实践》《主动健康服务体系》两本专著，为主动健康与主动健康服务体系打牢理论根基，构建"3+1+2"主动健康信息平台和"5+1"主动健康App，先后成立二、三级主动健康中心，引领主动健康服务体系实质性建设推进。

　　扎根沃土，枝叶凌云。变被动为主动，全面提升全人群的健康主观能动性，将药物治疗转化为以非药物治疗为主的"预防为主""主动干预"和"自我健康管理"。广西医学科学院·广西壮族自治区人民医院重点围绕营养、运动、睡眠、心理和中医等方面，在主动健康根基理论的基础之上散发枝叶，充分发挥专科建设的优势，对眼、鼻、乳腺等方面的重点学科进行主动健康理论与实践的探索，焦点化探索主动健康学科发展，组织编写"主动健康系列丛书"。丛书分为《眼主动健康》《鼻主动健康》《乳腺主动健康》《睡眠主动健康》《运动主动健康》《营养主动健康》《中医主动健康》和《心理主动健康》八个分册，以不同专科的视角为切入点，进一步充实和丰富主动健康的内涵，也为多学科协同开展主动健康管理实践给予针对性的指导。

八本书聚焦各自领域在主动健康方面的理论研究和实践应用，内容翔实明了，具有较强的理论指导性和实践操作性，对八个学科主动健康的细化发展具有里程碑式的意义，为八个学科的发展注入新生且澎湃的力量，使未来的发展有了新的方向。八本书打破教科书式的晦涩难懂、"有教无类"的局面，不再局限于专业的医学人士，而是人人都可以看懂的、通俗的、富有内涵的、指导性较强的图书，对于提高人群的健康主观能动性具有重要意义，是一套值得推荐并仔细品读的作为健康生活指南的好书。

北海虽赊，扶摇可接。主动健康的新赛道已开辟，还有诸多细化的领域等着仁人志士一起探索，在肥沃的土地与扎实的根基上静待花开。

中国工程院院士
中南大学临床药理研究所所长

序 二

山因脊而雄，屋因梁而固。一人健康是立身之本，人民健康是立国之基。

健康是促进人类全面发展的必然要求，是经济社会发展的基础条件，是民族昌盛和国家富强的重要标志，也是广大人民群众的共同追求。《"健康中国 2030" 规划纲要》提出了"健康中国"建设的目标和任务。党的二十大报告指出，要把保障人民健康放在优先发展的战略位置，完善人民健康促进政策。这就要求我们从影响健康因素的广泛性出发，关注生命全周期、健康全过程，将维护人民健康的范畴从疾病防治拓展到影响健康的各个领域，将健康理念融入各项政策，实现健康与经济社会协调发展。以"预防为主""主动干预""广泛参与""自我管理"等为特征的主动健康逐渐受到社会和知识界的关注。

主动健康是以政府为主导，充分调动全社会的积极性，强调个人是健康的第一责任人，以信息学和生物组学等新技术为支撑，推行健康生活方式，有效监测和干预健康危险因素，促进全民健康的健康管理新模式。主动健康更强调主动获取健康信息和实施有利于健康的行为，强调个人是自我健康的责任人，并重视人类主动选择健康行为的能力，是从"治已病"到"治未病"的转变。

在一系列国家战略背景下，主动健康模式应运而生，至此，主动健康服务的良性发展环境已形成。主动健康服务体系是依托主动健康技术，连续动态采集健康信息，组建健康大数据队列，构建全方位、全人群、全生命周期危险因素控制、行为干预、疾病管理和健康服务的技术与产业支撑体系。构建主动健康服务体系对于提升全民健康主观能动性、提高全民健康素养水平、减少非必要药物干预和降低医疗费用等具有重要意义，也是增进人民健康福祉、建设"健康中国"的重要举措。

"十四五"时期是加快建设健康广西、推动卫生健康事业高质量发展的关键时期。推进建设健康广西，是当前努力满足全区各族人民健康新期盼的一项迫切任务。广西高度重视主动健康服务体系的构建。在广西医学科学院·广西壮族自治区人民医院的推动下，"构建主动健康服务体系"已连续三年被写入自治区政府工作报告，"倡导'主动健康'概念"也被写入《广西卫生健康发展"十四五"规划》。

为深入贯彻习近平总书记关于卫生健康领域的重要讲话和重要指示精神，广西医学科学院·广西壮族自治区人民医院从理论和实践两方面先行、先试探索构建主动健康服务体系，将取得的成效积极在全区推广应用，为建设健康广西做出应有贡献。一方面，主动健康理论研究团队相继出版《主动健康理论与实践》《主动健康服务体系》专著，为主动健康的实践提供了理论基础；另一方面，主动健康实践团队通过完善"3+1+2"主动健康信息平台和"5+1"主动健康App，做好五级主动健康中心的推广应用，深化与主动健康第三产业的链接，推动主动健康实践走进广西千家万户，由自治区到14个地级市到111个县（市、区）到1118个镇（乡），再到14164个村，实现从"以治病为中心"到"以人民健康为中心"的转变。

被动医疗建立在还原论的基础上，通过打针、吃药、手术等手段防御和治疗疾病。而主动健康则建立在复杂性科学的基础上，认为人体是一个开放的复杂系统，采用物理、心理、营养等方面的主动干预策略，可增强人体的健康能力与生命活力，进而保持健康状态。由此可见，饮食、运动、睡眠、营养、中医、心理健康等方面的干预在实现主动健康中起到重要作用。为凝心聚力建设新时代中国特色社会主义壮美广西提供坚实的健康支撑，充分发挥专业引领作用，促进全区医疗服务水平提升，广西医学科学院·广西壮族自治区人民医院率先在鼻、眼、乳腺等方面的学科进行主动健康实践探索，并组织编写主动健康系列丛书，包括《眼主动健康》《鼻主动健康》《乳腺主动健康》《睡眠主动健康》《运动主动健康》《营养主动健康》《中医主动健康》《心理主动健康》等八个分册，分别介绍了眼、鼻、乳腺、睡眠、运动、营养、中医、心理等方面的学科在主动健康领域的理论研究与实践应用，内容丰富、条理明晰，兼具实用性与操作性。丛书以大量的科技文献资料、医学研究和临床试验为基础，融合眼科学、鼻科学、乳腺学、睡眠医学、运动学、营养学、中医学、心理学等诸多学科内容，全面、科学地提供针对性的健康指导，为新时代主动健康管理注入新活力，对于形成可复制、可推广的广西主动健康标准，为全区乃至全国各医疗机构建设主动健康服务体系提供丰富的经验和生动的实践案例，具有重要的指导意义。

征程万里风正劲，重任千钧再奋蹄。为增进人民健康福祉，主动健康研究任重而道远。丛书全体编委耗时数月、反复锤炼，以尺寸之功积千秋之利，最终编写完成这套指导性强、实用性佳的丛书。丛书凝聚着医院全体卫生健康人的拳拳初心，如有不足之处请广大卫生健康同仁及时指正。愿全体卫生健康人共同努力、奋楫笃行，在发展卫生健康新质生产力、推进卫生健康事业高质量发展的道路上继续乘风破浪、行稳致远。

广西医学科学院·广西壮族自治区人民医院

前　言

心理健康是社会稳定、家庭和睦的关键因素之一。"重视心理健康和精神卫生"是党的二十大报告中提出的"推进健康中国建设"的重要组成部分。

在当今快节奏、高压力的社会环境中，心理健康问题日益受到人们的关注。无论是职场竞争的压力、人际关系的困扰，还是个人成长的迷茫，均给人们的心理带来困扰，人们越来越关注自身的心理健康。然而，传统的心理健康观念往往侧重于出现问题后的治疗与修复，而忽视了心理主动健康的重要性。

现有的心理健康服务远远不能满足人民群众的需求及社会发展的需要，主要存在三个方面的问题：一是心理行为异常和常见精神障碍人数逐年增多，成为影响社会稳定和公共安全的隐患；二是侧重心理问题的治疗；三是心理健康服务体系不健全，社会心理疏导工作机制不完善，服务和管理能力严重滞后。

心理主动健康强调个体在心理健康维护中的主体性和主动性，通过提高心理主动健康意识，发展健康心理，预防和减少心理问题的发生，实现心理健康的自我调适和提升。这种理念突破传统精神心理卫生中以治病为主的局限，更加重视心理健康的发展和预防，旨在建构起以发展和预防为主、以心理疾病干预为辅的心理主动健康服务体系。

本书共分为九个章节，涵盖心理主动健康的多个方面。第一章是心理健康概述，第二、第三章对心理主动健康及其服务体系的构建进行介绍，第四至第八章从心理主动健康与心理健康筛查评估、心理主动健康科普教育、心理主动健康与心理疾病干预、心理主动健康与心理护理、心理主动健康与心理危机预防和干预等方面介绍如何构建心理主动健康服务体系，第九章介绍运用前沿信息科技助力心理主动健康服务的开展。本书对推动心理主动健康服务体系建设具有重要意义。

目 录

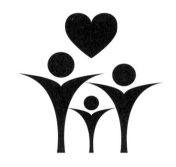

第一章

心理健康概述

近年来，国家越来越重视心理健康的发展，出台了多项政策推动心理健康的发展。本章从心理健康的发展概述、心理健康的定义和标准、心理健康的主要影响因素三个方面展开论述。

第一节　心理健康的发展概述

一、心理健康的发展历程

（一）心理健康相关理论的发展

心理健康相关理论的发展是一个多学科交叉、逐步科学化的过程，涉及心理学、医学、社会学等多个领域。以下简要概述其发展历程的主要阶段和代表性理论。

1. 早期思想与萌芽阶段（19 世纪以前）

（1）古代哲学与宗教观（18 世纪以前）。

古希腊医学家希波克拉底提出体液学说，认为心理问题与体液失衡有关。作为重要的早期心身理论，体液学说的提出反映了古希腊自然哲学对医学的影响，是心理健康概念发展的历史起点。到了中世纪，主流观点则将心理异常归因于"魔鬼附体"或道德缺陷。

（2）道德治疗运动（18 世纪末至 19 世纪）。

菲利普·皮内尔等人倡导人道主义精神，主张心理疾病是自然现象而非罪恶，推动了对精神疾病治疗方式的改革。作为心理健康领域最早的系统性的人道主义实践之一，道德治疗运动标志着精神医学从蒙昧走向科学化，是心理健康史的重要转折点，其理念至今仍影响着心理康复中的环境设计与社会支持原则。

2. 近代心理学与医学的奠基阶段（19 世纪末至 20 世纪初）

（1）精神分析学派。

西格蒙德·弗洛伊德创立精神分析理论，强调潜意识冲突、童年经历对心理问题的影响，提出"本我—自我—超我"的人格结构理论及防御机制。

（2）行为主义学派。

约翰·华生、伯尔赫斯·斯金纳、伊万·巴甫洛夫等关注外显行为，认为心理问题源于错误学习，主张通过条件反射和强化矫正行为。

（3）生物学模型。

埃米尔·克雷佩林等将心理障碍分类，认为遗传和脑功能异常是重要因素，推动了药物治疗的发展。

3. 现代多元化发展阶段（20 世纪中期至今）

（1）人本主义与存在主义心理学。

卡尔·罗杰斯提出"以人为中心疗法"，强调自我实现和共情；亚伯拉罕·马斯洛的需求层次理论关注人的潜能和成长。

维克多·弗兰克尔的存在主义疗法强调生命意义对心理健康的影响。

（2）认知革命。

阿伦·贝克的认知疗法认为歪曲认知导致情绪障碍，通过改变思维模式来改善心理问题，后来发展为认知行为疗法。

阿尔伯特·艾利斯的理性情绪行为疗法强调非理性信念的作用。

（3）社会文化视角。

乔治·布朗等研究社会支持、贫困对抑郁症的影响；跨文化心理学关注文化差异对心理障碍表现的影响（如"躯体化"现象）。

（4）生物 – 心理 – 社会模型。

乔治·恩格尔提出整合生物因素、心理因素和社会因素的生物 – 心理 – 社会模型，成为现代心理健康研究领域的核心范式。

（5）积极心理学。

马丁·塞利格曼等转向研究幸福感、心理韧性和优势（如 PERMA 模型），推动预防性心理健康干预的发展。

4.当代趋势与新兴方向

（1）神经科学与脑科学。

脑成像技术（如 fMRI）揭示抑郁症、焦虑症的神经机制，推动精准医疗的发展。

（2）整合疗法。

根据个体需求结合不同流派（如正念认知疗法、接纳与承诺疗法）进行治疗，强调灵活干预。

（3）创伤理论。

贝塞尔·范德科尔克等研究创伤对身心的长期影响，推动创伤知情护理的发展。

（4）数字化心理健康。

在线咨询、人工智能（AI）辅助诊断（如 ChatGPT）、虚拟现实暴露疗法等技术在心理健康领域的应用。

（5）全球与跨文化视角。

联合国将心理健康纳入可持续发展目标，世界卫生组织在具体落实中强调需解决文化适应性干预和全球心理健康资源不平等问题。

5.总结

心理健康理论的发展历程展现了人类对心理现象认知的不断深化与拓展。从最初的超自然解释到现代科学体系，心理健康理论经历了从单一到多元、从笼统到精确的演进过程。当前，心理健康理论的发展趋势呈现出三个显著特征：一是整合性，强调生物、心理、社会、文化等多维度因素的交互作用；二是预防性，通过积极心理学等理论推动心理健康关口前移；三是创新性，数字技术的应用为心理健康服务带来革命性变革。与此同时，社会公平与文化多样性问题日益受到重视，促进了心理健康服务的普惠化发展。展望未来，随着神经科学、AI 和大数据技术的深度融合，心理健康领域将朝着精准化、个性化和普及化的方向持续发展，为实现全民心理健康目标提供新的可能。

（二）心理健康的社会认知转变

社会对心理健康的认识经历了从污名化到科学化、从个体到系统、从治疗到预防的深刻转变。

1. 传统认知阶段：污名化与道德评判

（1）疾病与道德的混淆。

早期社会将心理问题视为"魔鬼附体"或道德缺陷，患者常被贴上"脆弱""懒惰"等标签，甚至遭受排斥或惩罚。例如，中世纪的欧洲通过宗教审判处理精神异常者，中国传统文化中则存在"家丑不可外扬"的观念，导致心理问题被掩盖。

（2）生物医学模式的局限。

19世纪末，克雷佩林等学者将心理疾病分类，但过度强调生物学因素（如遗传、脑损伤），忽视心理和社会因素的作用。治疗手段以药物和机构隔离为主，缺乏人文关怀。

2. 现代认知阶段：科学化与多元化

（1）心理健康的重新定义。

范围扩展：从"无精神疾病"扩展为涵盖情绪稳定、社会适应、自我实现等多维度的健康状态。

积极心理学影响：马丁·塞利格曼提出关注幸福感、心理韧性等积极特质，推动社会从"治病"转向"促健康"。

（2）社会认知的进步。

去污名化：反歧视运动和媒体宣传逐步减少公众对心理疾病的偏见，如抑郁症被广泛接受为可治疗的疾病而非性格缺陷。

文化敏感性提升：意识到不同文化对心理问题的表达差异（如"躯体化"现象在亚洲更常见），推动跨文化适应性干预的发展。

（3）系统化干预体系的建立。

政策支持：联合国将心理健康纳入可持续发展目标；中国发布了《"健康中国2030"规划纲要》，强调心理健康的社会治理。

服务普及：心理咨询、员工援助计划、学校心理健康教育等心理健康服务的覆盖面不断扩大，但城乡资源不均等问题仍然存在。

（三）心理健康当前挑战和认知深化

（1）从个体到社会的认知转型。

生物 – 心理 – 社会模型普及：乔治·恩格尔提出的生物 – 心理 – 社会模型

被广泛接受。该模型强调需整合生理因素、心理因素和社会因素对心理问题进行干预。

全民参与的健康生态：中国提出构建全社会协同的心理健康治理体系，倡导个人、家庭、学校、医疗机构、社区共同担责。

（2）预防与早期干预优先。

学校心理健康教育从知识普及转向技能培养（如情绪管理、抗压训练）。

学校、社区开展心理健康筛查，通过大数据预测高危人群并提前介入。

（3）数字化时代的双重影响。

技术赋能：AI辅助诊疗、筛查，在线心理咨询等技术突破传统服务边界，但同时需防范算法偏见和数据隐私泄露风险。

当前，社会对心理健康的认识已从"个体缺陷"转向"系统性健康议题"，从"被动治疗"转向"主动预防"。未来需进一步整合科技、政策与文化资源，构建包容、普惠的心理健康生态，实现"强国必先强民，强民必先强心"的愿景。这一进程不仅依赖科学进步，更需要全社会在认知、行动与价值观上协同进化。

（四）心理健康服务体系的建设

心理健康服务体系是现代社会应对日益严峻的心理健康挑战、提升全民福祉的必然选择。随着经济的快速发展和社会压力的增大，青少年抑郁、职场焦虑、老年孤独等问题日益凸显。新冠疫情后，焦虑、抑郁等心理问题激增。世界卫生组织数据（2022年）显示，心理健康问题占全球疾病总负担的13%，抑郁症已成为致残的首要因素。心理问题导致的生产力下降、家庭破裂、犯罪率上升，迫使政府正视心理健康的经济与社会价值。

1. 建设历程

（1）2016年，中共中央、国务院印发的《"健康中国2030"规划纲要》明确指出："加强心理健康服务体系建设和规范化管理。加大全民心理健康科普宣传力度，提升心理健康素养。加强对抑郁症、焦虑症等常见精神障碍和心理行为问题的干预，加大对重点人群心理问题早期发现和及时干预力度。加强严重精神障碍患者报告登记和救治救助管理。全面推进精神障碍社区康复服务。提高突发事件心理危机的干预能力和水平。到2030年，常见精神障碍防治和心理行为问题识别干预水平显著提高。"这是我国首次在国家战略层面强调心理健康的重要性，也是我国首次提出"心理健康服务体系"这一概念。

（2）2016年12月30日，国家卫生计生委、中宣部等22个部门联合印发《关于加强心理健康服务的指导意见》。这是我国首个关于加强心理健康服务的宏观指导性意见，明确了社会工作者参与心理健康服务的路径和方法。

（3）2018年，习近平总书记在党的十九大报告中提到："加强社会心理服务体系建设，培育自尊自信、理性平和、积极向上的社会心态。"为贯彻党的十九大精神，2018年11月，国家卫生健康委、中央政法委、中宣部等10部门联合印发《全国社会心理服务体系建设试点工作方案》，强调心理健康是影响经济社会发展的重大公共卫生问题和社会问题，是健康的重要组成部分，关系广大人民群众幸福安康、影响社会和谐发展。

（4）2019年6月，国务院印发《国务院关于实施健康中国行动的意见》，围绕疾病预防和健康促进两大核心，提出实施15项重大专项行动，其中之一是心理健康促进行动。

（5）2021年，《中华人民共和国国民经济和社会发展第十四个五年规划和2035年远景目标纲要》提出多个关于国民心理健康方面的工作计划：一是"构建强大公共卫生体系"，其中包括"完善心理健康和精神卫生服务体系"；二是"提升未成年人关爱服务水平"，其中包括"保障儿童公平受教育权利，加强儿童心理健康教育和服务"；三是"健全社区管理和服务机制"，其中包括"推动就业社保……心理援助等便民服务场景有机集成和精准对接"；四是"健全社会矛盾综合治理机制"，其中包括"健全社会心理服务体系和危机干预机制"。

（6）2023年，教育部等17部门联合印发《全面加强和改进新时代学生心理健康工作专项行动计划（2023—2025年）》，提出"全面加强和改进新时代学生心理健康工作，提升学生心理健康素养"。

由此可以看出，从2016—2023年，国家对心理服务工作的要求发生了显著变化：①从宏观战略到具体行动，逐步推进心理服务工作的落地；②从心理健康服务到社会心理服务体系建设，范围从个体扩展到社会；③从单一部门主导到多部门协同，心理服务逐渐融入社会治理体系；④从服务普及到精准施策，注重实践性和可操作性；⑤从个体干预到社会预防，重心从"治病"转向"防病"；⑥从以城市为主到城乡全覆盖，注重缩小城乡差距；⑦从关注心理健康到社会心态培育，目标从解决个体问题转向提升社会整体心理健康水平。这些变化体现了国家对心理服务工作的高度重视，以及心理服务在社会治理中的重要地位。

2. 建设成效

经过这些年的发展，我国心理健康服务体系建设取得了一定成效。

（1）政策体系逐步完善。

①形成以《中华人民共和国精神卫生法》为核心，以心理健康服务、社会心理服务体系建设等政策为支撑的制度框架。②心理健康被纳入《"健康中国2030"规划纲要》，成为国家战略的重要组成部分。

（2）服务网络初步覆盖。

①全国精神卫生医疗机构数量显著增加，心理门诊逐步向综合医院和基层医疗机构延伸。②社区心理服务站、学校心理咨询室、企业员工援助计划等服务模式逐步推广。

（3）专业人才队伍壮大。

①精神科医师、心理治疗师、心理咨询师等专业人员数量持续增长，部分高校增设临床心理学专业。②心理健康服务培训体系逐步建立，从业人员专业能力有所提升。

（4）公众认知逐步改善。

①心理健康科普宣传力度加大，抑郁症、焦虑症等常见心理问题的社会认知度提高。②心理援助热线、在线心理咨询等服务的普及，降低了公众的求助门槛。

3. 存在问题

尽管取得了一定成效，但当前我国心理健康服务体系仍存在一些问题。

（1）服务资源不足且分布不均。

①专业心理咨询师数量仍无法满足需求，偏远地区、农村地区的心理健康服务覆盖率低。②儿童、老年人等特殊人群的心理健康服务资源尤为匮乏。

（2）公众认知偏差与教育缺失。

①心理健康知识普及不足，部分人群仍存在病耻感，导致求助率低。②学校心理健康课程多停留于理论传授，缺乏实践性与针对性，教师专业能力不足，难以应对学生复杂的心理危机。③家庭与社会对心理问题的忽视加剧了青少年心理危机的发生，部分家长缺乏科学干预意识。

（3）服务体系碎片化与协同不足。

①现有服务多集中于医院，社区、学校、企业等的心理健康服务尚未有效联动，信息共享和转诊机制不完善。②预防、干预和康复环节脱节，部分患者无法获得连续、系统的心理支持。

（4）专业人才与资金短缺。

①精神科医生、心理咨询师等专业人员培养速度滞后，基层服务能力薄弱。②心理健康服务财政投入有限，社会资本参与度低，制约服务的可持续发展。

（5）政策落地与标准规范待完善。

①部分地区政策执行力度不足，如心理咨询师评级机制、服务标准尚未全国统一，行业监管存在漏洞。②心理健康立法滞后，例如中小学生心理健康促进法等相关法规尚未出台，缺乏法律强制力。

二、国民心理健康现状

当今社会，随着生活节奏的加快、社会竞争的加剧，以及多元文化和价值观冲突的加深，人们的心理健康问题日益突出。国民的心理健康问题已呈现出比单纯的躯体健康问题更严峻的趋势。2018年《中国城镇居民心理健康白皮书》发布的当前中国城镇居民心理健康状况调查结果显示，我国73.6%的人处于心理亚健康状态，16.1%的人存在不同程度的心理问题，其中强迫症状、焦虑和人际关系敏感问题较突出，而心理健康的人仅占10.3%。此外，心理健康问题也呈现年轻化的趋势，数据显示我国17岁以下的儿童和青少年中约有3000万人受到各种情绪障碍和行为问题的困扰。

该白皮书数据同时表明，心理健康状态与躯体健康状态密切相关，躯体健康状况越差，心理问题的发生率越高（图1-1）。有甲状腺结节、乳腺良性病变、子宫肌瘤、肥胖和失眠等健康问题的亚健康人群的心理健康状况较差，这五类人群的心理亚健康比例为54.7%～64.7%，心理问题发生率为24.3%～37.3%（图1-2）；在患肿瘤、脑梗死、心肌梗死、糖尿病、高血压病、冠心病的城镇慢病患者中，抑郁、焦虑问题突出（图1-3），城镇慢病人群中有50.1%的人存在不同程度的心理问题倾向（图1-4）。这提示心理健康管理具有重要的医学意义与医疗价值。

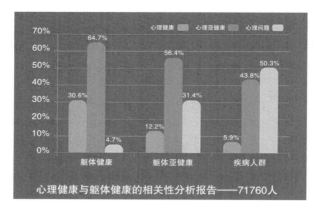

图1-1　心理健康与躯体健康相关性分析

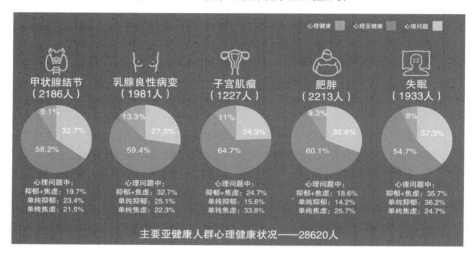

图1-2　主要亚健康人群心理健康状况

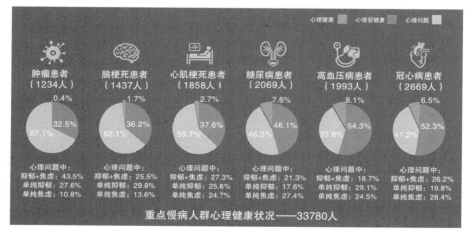

图1-3　重点慢病人群心理健康状况

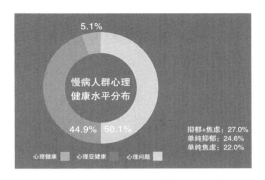

图 1-4　慢病人群心理健康水平分布

2021 年 3 月，中国科学院心理研究所发布的《中国国民心理健康发展报告（2019—2020）》显示，青少年期的心理健康问题较为多发，中国青少年抑郁检出率为 24.6%，其中重度抑郁的检出率为 7.4%。抑郁检出率随着年级的升高而升高：小学阶段的抑郁检出率为 10% 左右，其中重度抑郁的检出率为 1.9% ～ 2.3%；初中阶段的抑郁检出率约为 30%，其中重度抑郁的检出率为 7.8% ～ 8.6%；高中阶段的抑郁检出率超 40%，其中重度抑郁的检出率为 10.9% ～ 12.6%（图 1-5）。《2022 国民抑郁症蓝皮书》显示，我国 18 岁以下抑郁症患者占总人数的 30.28%。在抑郁症患者群体中，50% 的抑郁症患者为在校学生，其中 41% 曾因抑郁休学，学业压力已经成为压在青少年抑郁症患者身上的一座大山。

面对日益凸显的社会问题和需求，如何维护和提高国民心理健康成为当前亟待解决的社会问题。

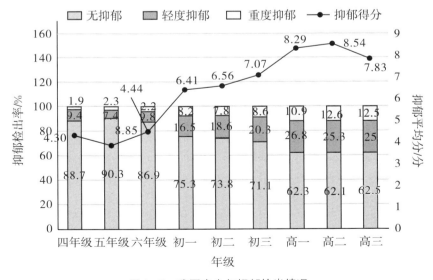

图 1-5　我国青少年抑郁检出情况

第二节　心理健康的定义和标准

心理状态可以根据个体的心理机能和社会适应能力分为心理健康状态、心理亚健康状态和心理疾病状态。心理健康状态是指个体在认知、情感、社交和行为等方面处于正常状态，能够有效应对生活中的压力和挑战；心理亚健康状态是指个体出现一定程度的心理问题或症状，但尚未达到疾病的临床标准；心理疾病状态则是指个体出现明显的心理症状或障碍，严重影响其社会功能，需要专业干预和治疗。这三类心理状态并非孤立存在，而是一个动态的连续谱系，个体可能在不同状态之间转换，因此关注和维护心理健康尤为重要。通过理解心理健康的定义和心理状态的分类，我们可以更全面地评估自身及他人的心理状况，并采取适当的措施来促进心理健康，预防心理问题的发生或恶化。

一、心理健康的定义

1946 年，第三届国际心理卫生大会将心理健康定义为在身体、智能及情感上与他人的心理健康不相矛盾的范围内，将个人心境发展成最佳的状态。1948 年，世界卫生组织将心理健康定义为人们在学习、生活和工作中的一种安宁平静的稳定状态。2001 年，世界卫生组织又将心理健康定义为一种健康或幸福状态，在这种状态下，个体得以实现自我，能够应对正常的生活压力，工作富有成效和成果，以及有能力对所在社会作出贡献。

可见，心理健康有广义和狭义之分。从广义上讲，心理健康主要是指一种高效而满意的持续的心理状态；从狭义上讲，心理健康指的是人的基本心理活动的过程和内容完整、协调一致，即知、情、意、行和谐统一。判断一个人的心理健康状况应兼顾内外两个方面。从内部状况来说，心理健康的人的各种心理机能健全、人格结构完整，能用正当手段满足自己的基本需要，因而主观上痛苦较少，能体验到幸福感；从对外关系来说，心理健康的人的行为符合规范，人际关系和谐，社会适应良好。

二、心理健康的标准

心理健康的标准是心理健康概念的具体化，国内外的诸多学者从不同角度提出了多种心理健康的标准。尽管这些标准在具体内容和侧重点上有所不同，但它们都围绕个体的认知、情绪、行为、人际关系和社会适应等方面展开，旨在全面评估和促进个体的心理健康。

（一）国外标准

1. 心理学家马斯洛和密特尔曼提出的心理健康标准

（1）有充分的安全感。

（2）对自己有较充分的了解，并能恰当地评价自己的行为。

（3）自己的生活理想和目标能切合实际。

（4）能与周围环境保持良好的接触。

（5）能保持自我人格的完整与和谐。

（6）具备从经验中学习的能力。

（7）能保持适当和良好的人际关系。

（8）能适度地表达和控制自己的情绪。

（9）能在集体允许的前提下，有限地发挥自己的个性。

（10）能在社会规范的范围内，适当地满足个人的基本要求。

2. 《简明不列颠百科全书》中提出的心理健康标准

（1）认知过程正常，智力正常。

（2）情绪稳定乐观，心情舒畅。

（3）意志坚强，做事有目的性。

（4）人格健全，性格、能力、价值观等均正常。

（5）养成健康习惯，无不良行为。

（6）精力充沛，能适应社会，人际关系良好。

（二）国内标准

国内标准主要有张伯源教授等提出的心理健康标准，共有八条。

1. 了解自我，悦纳自我

一个心理健康的人能体验到自己的存在价值，既能了解自己，又能接受自己，有自知之明，对自己的能力、性格和长短处都能作出恰当的、客观的评价；对自己不会提出苛刻的、非分的期望与要求；自己定的生活目标和理想切合实际，因而对自己总是满意的；努力发展自身的潜能，即使对自己无法补救的缺陷，也能泰然处之。

一个心理不健康的人则缺乏自知之明，并且总是对自己不满意；由于所定的目标和理想不切实际，主观和客观的距离相差太远而总是自责、自怨、自卑；由于总是要求自己十全十美，而自己却又总是无法做到完美无缺，于是总跟自己过不去，结果心理状态永远无法平衡，无法摆脱自己感到的心理危机。

2. 接受他人，善与人处

心理健康的人乐于与人交往，不仅能接受自我，也能接受他人，悦纳他人；能认可别人存在的重要性和作用，同时也能为他人和集体所理解、所接受，能与他人相互沟通和交往，人际关系协调和谐；在生活的集体中能融为一体，既能在与挚友相聚时共享欢乐，也能在独处沉思时无孤独感；在与人相处时，积极的态度（如同情、友善、信任、尊敬等）总是多于消极的态度（如猜疑、嫉妒、畏惧、敌视等），因而在社会生活中有较强的适应能力和较充足的安全感。

心理不健康的人可能常常置身于集体之外，与周围的人格格不入。

3. 正视现实，接受现实

心理健康的人能够面对现实，接受现实，能动地适应现实，进一步改造现实，而不是逃避现实；对周围事物和环境能作出客观的认识和评价，并能与现实环境保持良好的接触；既有高于现实的理想，又不会沉湎于不切实际的幻想与奢望；对自己的力量有充分的信心，对生活、学习和工作中的各种困难与挑战都能勇敢面对并妥善处理。

心理不健康的人往往以幻想代替现实，而不敢面对现实，没有足够的勇气去接受现实的挑战；总是抱怨自己"生不逢时"或责备社会环境对自己不公而怨天尤人，因而无法适应现实环境。

4. 热爱生活，乐于工作

心理健康的人能珍惜和热爱生活，积极投身于生活，并在生活中尽情享受人生的乐趣，而不会认为生活是重负；在工作中尽可能地发挥自己的个性和聪明才智，并从工作成果中获得满足和激励，把工作看作是乐趣而不是负担；能把工作中积累的各种有用的信息、知识和技能存储起来，随时提取使用，以解决可能遇到的新问题，使自己的工作行为更有效。

5. 能调节与控制情绪，心境良好

心理健康的人愉快、乐观、开朗、满意等积极情绪总是占优势，当然也会有悲、忧、愁、怒等消极情绪体验，但一般不会持续太久；能适度地表达和控制自己的情绪，喜不狂、忧不伤、胜不骄、败不馁、谦而不卑，自尊自重，既不妄自尊大，也不退缩畏惧；对于无法得到的东西不过分追求，争取在社会允许的范围内满足自己的各种需要；对于自己所能得到的一切都感到满意。

6. 人格完整和谐

心理健康的人，气质、能力、性格和理想、信念、动机、兴趣、人生观等各方面平衡发展，人格作为人的整体的精神面貌能够完整、协调、和谐地表现出来；他们思考问题的方式是适中和合理的，待人接物能采取恰当灵活的态度，对外界刺激不会有偏颇的情绪和行为反应；他们能够与社会的步调合拍，也能与集体融为一体。

7. 智力正常，智商在 80 分以上

智力正常是人们正常生活、工作和学习的基本心理条件，是心理健康的重要标准。一般智商低于 70 分者为智力落后，而智力落后者是很难做到心理健康的。

8. 心理行为符合年龄特征

在人的生命发展的不同年龄阶段，都有相对应的心理行为表现，从而形成不同年龄阶段独特的心理行为模式。心理健康的人应具备同年龄多数人所具有的心理行为特征。如果一个人的心理行为经常严重偏离其年龄特征，一般是心理不健康的表现。

第三节　心理健康的主要影响因素

心理健康的影响因素复杂多样，涵盖生物学因素、心理因素、家庭因素、学校因素、社会环境等多个层面。心理健康的维护是一项应对和综合平衡各方面影响因素的系统工程，因而有必要了解、掌握和综合考虑一切可能影响心理健康的潜在因素，努力促成各方面因素间的良性互动。

一、生物学因素

心理健康受多种生物学因素的交互作用影响，这些因素通过生理机制调节个体的情绪、认知和行为。以下介绍主要的生物学因素及其作用机制。

（一）遗传因素

遗传易感性在心理健康中起着重要作用。遗传因素通过基因变异增加心理障碍的易感性，如抑郁症、焦虑症和精神分裂症等。特定基因变异可能影响神经递质系统、脑结构，以及个体对环境的敏感性，进而干扰个体的情绪调节与认知功能。家族研究表明，精神障碍具有显著的家族聚集性。然而，遗传因素并非唯一的决定因素，环境因素（如压力、创伤等）与基因交互作用显著影响心理健康。例如，携带抑郁易感基因的个体在经历长期压力后，患抑郁症的风险更高。基因－环境互动理论认为，在多数复杂疾病或行为表型中，个体的遗传易感性需与特定环境暴露（如压力、养育方式等）共同作用，才会显著增加疾病风险或表现差异。

（二）神经生物学因素

1. 神经递质失衡

5–羟色胺（5-hydroxytryptamine，5-HT）低水平与抑郁、焦虑相关。选择性5-羟色胺再摄取抑制剂（selective serotonin reuptake inhibitors，SSRIs）类抗抑郁药通过抑制5-HT再摄取来提升其浓度。

多巴胺功能异常与精神分裂症、成瘾行为相关。

2. 神经内分泌系统

下丘脑－垂体－肾上腺轴（hypothalamic-pituitary-adrenal axis，简称HPA轴）长期应激会导致皮质醇过度分泌，引发焦虑、抑郁。例如，创伤后应激障碍患者常伴有HPA轴失调。

性腺激素，如雌激素波动与女性经前综合征、产后抑郁相关。

3. 脑结构与功能

前额叶皮层：负责情绪调节与决策。抑郁症患者前额叶灰质体积缩小。

杏仁核：过度活跃与焦虑、恐惧反应相关。

（三）神经发育因素

孕期感染、营养不良或压力等可能干扰胎儿神经发育，增加患孤独症、多动症的风险。儿童期脑外伤或感染（如脑炎）可能导致长期认知或情绪障碍。长期压力或抑郁可抑制海马体神经发生，影响记忆功能与情绪调节功能。

（四）生理疾病与躯体因素

细菌或病毒感染、脑外伤、化学物质中毒、严重躯体疾病等都可能导致心理异常甚至精神障碍。例如，脑梅毒、流行性脑炎等中枢神经系统传染病会导致器质性心理障碍；脑震荡、脑挫伤等可能引起意识障碍、遗忘症、言语障碍和人格改变等；甲状腺功能亢进可出现敏感、易怒、暴躁、情绪不稳和自制力减弱等心理异常表现，甲状腺功能减退可引起整个心理活动的迟钝。

二、心理因素

对心理健康产生影响的心理因素主要包括个性特征、认知模式、应对方式、社会支持等，以下从这四个方面详细论述其对心理健康的作用机制及影响。

（一）个性特征对心理健康的影响

个性特征是心理学中描述个体稳定行为模式、情感反应和认知方式的重要概念，是心理健康的"底色"，通过影响压力评估、应对策略和社会关系来调节心理健康状态。下面从大五人格模型及其他关键特征展开分析。

1. 神经质（情绪稳定性）

神经质反映个体对负面情绪（如焦虑、抑郁、愤怒）的敏感程度。高神经质的个体易陷入情绪波动，如遇到挫折时可能过度自责，长期积累导致慢性压力，增加患焦虑症、抑郁症的风险。低神经质的个体情绪调节能力强，面对压力更从容，心理健康水平更高。

2. 外向性（外倾性）

外向性反映社交活跃度、寻求刺激的倾向。高外向性的个体更易建立社会支持网络，孤独感低，但过度社交可能引发疲惫。低外向性的个体独处需求高，但若长期缺乏有效社交可能陷入孤独，增加患抑郁症的风险。低外向性的个体更适合从事独立工作。

3. 开放性

开放性反映对新体验（如艺术、哲学、冒险）的接受程度。高开放性的个体思维灵活，能通过创造性活动（如绘画、写作）缓解压力，但可能因理想化倾向而产生挫败感。低开放性的个体偏好熟悉事物，安全感强，但可能因缺乏变化而感到生活乏味。

4. 宜人性

宜人性反映信任、合作与同理心的倾向。高宜人性的个体人际关系和谐，冲突较少，但过度妥协可能导致自我压抑。低宜人性的个体竞争性强，人际冲突风险较高，但在强调个人成就的环境（如销售、金融）中可能表现更佳。

5. 尽责性

尽责性反映自律、目标导向与组织能力。高尽责性的个体计划性强，生活有序，但过度追求完美可能引发焦虑。低尽责性的个体灵活随性，但拖延或混乱可能导致长期压力。

6. 其他关键特征

（1）自尊水平。高自尊者自我接纳度高，面对批评更冷静；低自尊者易受外界评价影响，产生自我怀疑。

（2）自我效能感。相信自己能应对挑战者，压力下更积极行动；缺乏信心者易陷入无助感。

（3）乐观倾向。乐观者将挫折视为暂时的且可控的；悲观者则可能陷入习得性无助。

（二）认知模式对心理健康的影响

认知模式不仅塑造了个体对自身、他人及世界的理解方式，还通过情绪调节、应对策略等机制，直接或间接作用于心理健康水平，对心理健康具有显著影响。

（1）认知模式通过影响个体对事件的解读来决定其情绪反应。例如，持有乐观认知模式的个体更倾向于将挫折视为暂时的挑战，从而采取积极的应对策略；而持有悲观认知模式的个体则可能陷入无助感，导致情绪耗竭。

（2）认知模式塑造个体对自我的认知。例如，习惯性自我批评的个体可能形成低自尊，从而增加患抑郁症的风险；而积极的自我对话则有助于提升自我效能感。

（3）认知模式影响社会功能与人际关系。认知偏差可能扭曲个体对他人的理解，导致误解或冲突。例如，将他人行为过度解读为敌意（如"他皱眉是因为讨厌我"），可能引发社交回避。

（三）应对方式对心理健康的影响

应对是人们持续地通过意识和行为的努力去应付某些来自内部和（或）外部的、超过了个人原有储备能力的特殊需求的过程，是处理问题或缓解由问题带来的情绪反应的过程。应对方式是个体面对压力事件时的反应策略，分为积极应对方式和消极应对方式，是心理健康的"缓冲器"，直接影响心理健康水平。科学研究表明，应对方式的选择比压力事件本身更能预测个体心理健康结果。积极应对方式对心理健康有显著的促进作用，而消极应对方式则会加剧心理问题。表1-1列举了应对方式的分类及其特征与示例。

表1-1　应对方式的分类及其特征与示例

应对方式	分类	特征	示例
积极应对方式	问题解决型	主动分析问题、制订计划、采取行动	失业后制订求职计划，分解目标为更新简历—投递简历—模拟面试
	情绪调节型	通过情绪管理缓解压力（如运动、冥想）	焦虑时进行深呼吸练习，或通过绘画表达情绪
	寻求支持型	向他人倾诉、寻求建议或实际帮助	与朋友讨论压力源，或向心理咨询师求助
消极应对方式	逃避型	否认、拖延、转移注意力（如沉迷于游戏）	面对债务问题选择逃避，拒绝接听催款电话
	自责型	过度归咎自己，陷入自我否定	考试失利后认为"我无能"，长期陷入抑郁情绪

1. 积极应对方式对心理健康的正面影响

（1）积极应对方式通过主动化解压力源，帮助个体建立掌控感，降低患焦虑症和抑郁症的风险。例如，通过制订行动计划应对挫折，个体能更从容地面对挑战，减少负面情绪积累。

（2）积极应对方式（如情绪调节、乐观思考）能直接缓解压力引发的情绪波动。研究表明，采用积极应对方式的个体在面对压力时，情绪稳定性更高，幸福感显著提升。

（3）积极应对方式有助于维持正常的人际交往和社会功能。例如，主动沟通并解决问题可避免回避导致的社交孤立，而寻求支持则能增强社会联结感，进一步巩固心理健康。

2. 消极应对方式对心理健康的负面影响

（1）消极应对方式（如回避问题或将问题过度归咎于自身）会导致压力长期累积，进而引发焦虑、抑郁等心理障碍。例如，长期逃避现实可能使个体陷入无助感，甚至发展为社交恐惧或药物滥用。

（2）消极应对方式引发的持续压力会激活身体应激反应，进而导致免疫系统功能下降、患心血管疾病的风险增加。例如，长期自责可能引发慢性疲劳，逃避行为则可能因缺乏运动而加剧病情恶化。

（3）消极应对方式（如情绪化反应）易引发人际冲突，导致社会支持网络瓦解。例如，习惯性指责他人可能使亲友疏远，进一步加剧孤独感和增加心理压力。

（四）社会支持对心理健康的影响

社会支持是指个体从其社会关系网络（如家庭、朋友、同事、社区等）中获得的物质或情感上的帮助与资源，能帮助个体应对生活中的压力、挑战或困境。社会支持可以通过多种形式体现。

1. 社会支持的形式

（1）情感支持：提供理解、关心、鼓励和安慰，满足个体的情感需求。

（2）信息支持：提供建议、指导或信息，帮助个体解决问题。

（3）物质支持：提供经济援助、实物帮助或服务支持。

（4）陪伴支持：通过社交互动或共同活动，减少个体的孤独感。

2. 社会支持的作用

社会支持主要通过以下四个方面对心理健康产生积极的影响。

（1）缓解压力。社会支持可以缓解压力事件对个体的负面影响，降低压力反应的强度。例如，当一个人失业时，朋友和家人的鼓励与支持可以减轻其焦虑和抑郁情绪。

（2）增强自尊和自我效能感。他人的认可和肯定有助于提升个体的自信心，使其更有能力应对生活中的挑战。

（3）促进积极情绪。良好的社会关系可以带来快乐、满足感和幸福感，提升个体的整体情绪状态。

（4）提供应对资源。社会支持网络可以提供实际的帮助，如经济援助、照顾孩子或老人等，减轻个体的负担。

社会支持是维护心理健康的关键保护因素，能有效缓解压力、提升应对能力并增强心理韧性；而缺乏社会支持则可能加剧负面情绪、增加患心理疾病的风险，并导致应对方式趋于消极。无论是情感共鸣、信息建议还是实际援助，良好的社会支持网络都能显著提高个体的心理适应能力。因此，主动建立并维护高质量的社会联结，对促进心理健康和预防心理问题具有不可替代的作用。

三、家庭因素

原生家庭对个人发展的影响是当前社会关注的热点话题。"幸福的人用童年治愈一生，不幸的人用一生治愈童年。"家庭环境作为个体心理发展的起点，其影响既深远又具有双重性。家庭环境包括家庭氛围、教养方式、家庭结构及家庭经济状况等，其对个体心理健康的影响有消极的也有积极的。良好的家庭环境能塑造健全人格，为个体心理健康奠定基础；而功能失调的家庭则可能成为个体心理问题的温床。这种影响主要通过家庭结构、家庭氛围及教养方式等渠道实现，既包括直接的互动影响，也包含潜移默化的长期塑造。

（一）家庭结构对心理健康的影响

1. 完整家庭与心理健康

在父母双全、关系和谐的家庭中，孩子能获得稳定的情感支持和安全感，有利于孩子形成积极的人格特质。例如，成长于这类家庭的孩子通常表现出更充足的自信心、更强的适应能力和更具韧性的抗挫折能力。

2. 单亲家庭与心理挑战

单亲家庭中的孩子可能面临情感支持不足、经济压力增大等问题，容易产生孤独感、焦虑或抑郁情绪。研究表明，单亲家庭的孩子在社交能力和学业表现上可能存在一定劣势，需要社会和学校的额外关注。

3. 重组家庭与适应问题

重组家庭中的孩子需要适应新的家庭成员和关系模式，这种变化可能引发身份认同困惑和情感冲突。若家庭成员间缺乏有效沟通，孩子可能感到被忽视或排斥，进而影响其心理健康发展。

（二）家庭氛围对心理健康的影响

充满爱与理解的家庭氛围能增强孩子的情感安全感，促进其自尊心和社交能力的发展。例如，父母经常表达关爱、鼓励孩子表达情感的家庭，孩子通常更善于处理人际关系，具有更强的情绪管理能力。长期处于父母争吵或冷战环境中的孩子，容易产生恐惧、焦虑等负面情绪，甚至出现行为问题。这类孩子可能对亲密关系产生不信任感，影响其成年后的婚恋观念。若家庭成员间缺乏情感交流，孩子可能感到被忽视，产生孤独感和自卑心理。这种环境下成长的孩子，往往在情感表达和社交互动中存在障碍。

（三）教养方式对心理健康的影响

权威型教养方式是指父母既设定明确规则，又给予孩子情感支持。这种教养方式有助于孩子形成自律、自信和责任感。研究表明，权威型教养方式下成长的孩子，学业成绩和心理健康水平普遍较高。

专制型教养方式是指父母过度控制孩子，与孩子缺乏沟通。这种教养方式可能导致孩子产生逆反心理或自卑情绪。这类孩子可能表面顺从，但内心压抑，长期如此可能发展为焦虑或抑郁。

放任型教养方式是指父母对孩子缺乏约束和引导。这种教养方式可能导致孩子行为失控、缺乏责任感。这类孩子往往难以适应社会规范，容易出现行为偏差。

溺爱型教养方式是指父母过度保护孩子和过度满足孩子的需求。这种教养方式可能削弱孩子的独立性和抗挫折能力。这类孩子可能依赖性较强，面对困难时容易退缩或逃避。

四、学校因素

学校是学生学习、生活的主要场所，学生的大部分时间是在学校里度过的。

因此，学校生活对学生的身心健康影响也很大，主要影响因素有学校教育条件、学习条件、生活条件，以及师生关系、同伴关系等。如果这些条件和关系处理不当，就会影响学生的身心健康发展。例如，校风学风不良、学习负担过重、教育方法不当、师生情感对立、同学关系不和谐等，都会使学生产生心理压抑感，出现精神紧张、焦虑等情绪反应。如果不及时调适，就会造成心理失调，增加心理障碍的发生风险。

（一）学校教育指导思想

学校教育指导思想往往决定了一所学校的校风，决定了教师的教学和学生的学习。如教师为了学生能考出好分数，采取违反学生心理健康原则的教学方法、手段和措施，如加班加点、搞题海战术等，学生长期处于一种智力超负荷的紧张状态，容易出现神经衰弱、失眠、注意力减退、厌学等心理行为问题。

（二）教师素质

教师的素质是学校影响学生心理发展的重要因素，因为教师不仅是学习活动的发动者、组织者，同时也是学生的心理保健医生。教师队伍的素质，如教师的职业道德、责任感、情绪情感、个性和意志品质等，都对学生起着感染作用。因此，要提高学生的心理素质，首先要提高教师队伍的素质。好的教师对学生的成长具有强烈的责任感，无论是班主任、科任教师，还是行政人员，都应以建设和营造有利于学生心理健康发展的环境为己任，注意自己的言行并承担相应的责任；好的教师能利用心理学的原理对学生进行恰当的奖励和惩罚，因材施教；好的教师能接纳学生的行为，尊重学生的人格，乐于帮助学生；好的教师还能进入学生的内心世界，分享学生的情感体验，理解学生……要做到这一切，首先教师自己必须是一个心理健康的人。

（三）学校人际关系

学校的人际关系直接影响学生的心理健康状况。学校的人际关系主要分为师生关系和同伴关系。大量的实践和研究表明，拥有良好的师生关系和同伴关系的中小学生，通常表现出更高的归属感和安全感，有利于心理健康发展；相反，那些经历师生关系冲突，遭受同伴否定、排斥或受到不平等对待的学生，则更容易产生敌对、自卑、焦虑、恐惧等负面情绪，这些不良体验对其心理健康会产生严重不良影响。

（四）学校环境

学校环境可以分为物质环境和心理环境两大类，这两类环境对中小学生的心理发展都起到熏陶作用。从物质环境来说，校园的一草一木，每一个角落都应给人以美的感受，使学生从中得到身体和心灵的净化。心理环境包括良好的校风、班风及校园文化。良好的校风和班风促使学生积极上进，使人际关系更加和谐，从而改善学生的心理健康状况。

五、社会因素

社会因素可以影响心理现象发生、发展和变化的方向。当今世界，科学技术飞速发展，物质文明不断提高，生活节奏随之加快，加上不同社会文化之间的碰撞，使人们面临更多新的挑战，承受越来越沉重的心理压力。

（一）社会环境的变迁

社会环境的变迁对心理健康有着复杂的影响，经济波动、科技发展、文化价值观冲突、政治动荡、生活环境变化、教育职业压力及公共卫生事件等因素，都可能引发焦虑、抑郁、孤独感等心理问题。这些变迁既可能带来压力和不适应，也可能推动社会进步和个体成长。

（二）生活方式的演变

个体在一生中会按照家庭、学校、社会的要求不断调整自己的生活方式。家庭的温暖与约束、求学的艰辛与快乐、事业的成功与失败，其中的人情冷暖、生离死别，家人间的纠纷、人际交往的困惑，下岗失业、晋升获奖，都对个体的心理健康产生影响。

（三）文化背景的差异

不同的民族文化背景可能导致生活态度迥异，并且影响某些心理行为障碍及临床症状的表现。调查研究发现，发展中国家的人常伴有情绪障碍躯体化趋势；某些宗教文化易助长自罪心理；有些地域的精神病患者多把病态向外界投射而表现为攻击他人，有些地域的精神病患者则症状内转而表现为自责自罪、忧郁自伤。

（四）人工生态环境

人工生态环境与心理健康的关系极为密切，主要包括以下三个方面。

（1）人口密度。人口增长与社会的不断城市化，导致人口密度急剧上升，个人生存和生活的空间越来越拥挤，引发心理"超负荷"状态，使人们以消极的方式来反抗环境，如攻击性增强、人际关系冷漠等。

（2）环境污染。随着科技经济的发展，城市工厂林立与高科技产品的普及，带来了噪声污染、水污染、空气污染、光污染及电磁辐射等环境污染，直接或间接地损害人的身心健康。

（3）天气状况。环境污染、人为破坏导致的全球气候变暖、沙尘暴等恶劣天气，使人们越来越深刻地感受到大自然的"报复"与"惩罚"，并不可避免地产生心理问题。

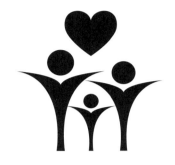

第二章

心理主动健康概述

　　《国务院关于实施健康中国行动的意见》明确提出，要加快推动从以治病为中心转变为以人民健康为中心，实施健康中国行动。这一理念的转变同样适用于心理健康领域。传统的心理健康干预往往侧重于对已发生的心理问题进行治疗，而心理主动健康则强调预防和主动管理，帮助人们在不生病、少生病的基础上，提升心理韧性，降低心理问题的发生风险。通过普及心理健康知识、增强心理调适能力、构建社会支持系统，心理主动健康能够有效降低心理疾病的发病率，降低治疗成本，从根本上保障人民群众的心理健康和生活质量。这种从被动治疗到主动预防的转变，正是健康中国行动在心理健康领域的具体体现。

第一节　心理主动健康的概述

一、心理主动健康的定义

　　结合心理健康的概述和主动健康的内涵，我们提出了心理主动健康的概念。

　　心理主动健康以提高全人群心理健康为核心，重视全生命周期的心理健康发展，围绕心理疾病预防、筛查、干预、护理和人才培养等方面建立完善的心理主动健康服务体系。

　　心理主动健康属于主动健康的范畴，同时和主动健康的内涵有着内在的一致性。《"健康中国 2030"规划纲要》确立了"以促进健康为中心"的大健康观、大卫生观，提出通过统筹应对广泛的健康影响因素，全方位、全生命周期地维护人民群众健康。"大健康"追求的不仅是身体的健康，还包含精神、心理、生理、社会、环境、道德等方面的健康。心理主动健康的内涵呼应主动健康的内涵，包括重视整体健康、强调个体的主动性、预防和发展重于治疗和干预、建立完善的心理主动健康服务体系等，采用现代化科学信息技术手段来管理和改善人们的心理健康状态。

二、心理主动健康的重要意义

心理健康是健康的重要组成部分，关系着广大人民群众的幸福安康、社会的和谐发展。加强心理健康服务、健全社会心理服务体系是提高公众心理健康水平、促进社会稳定和人际和谐、提升公众幸福感的关键措施，是培养良好道德风尚、促进经济社会协调发展、培育和践行社会主义核心价值观的基本要求，是实现国家长治久安的一项源头性、基础性工作。

当前，我国正处于经济社会快速转型期，人们的生活节奏明显加快，面临的竞争压力不断加剧，个体心理行为问题及其引发的社会问题日益凸显，受到社会各界广泛关注。一方面，心理行为异常和常见精神障碍人数逐年增多，个人极端情绪引发的恶性案（事）件时有发生，成为影响社会稳定和公共安全的危险因素；另一方面，心理健康服务体系不健全，相关政策法规不完善，社会心理疏导工作机制尚未建立，服务和管理能力严重滞后。现有的心理健康服务资源远远不能满足人民群众的需求及经济建设的需要。加强心理健康服务、健全社会心理服务体系迫在眉睫。心理主动健康是运用心理学及医学的理论和方法，构建心理主动健康服务体系，预防和（或）减少各类心理行为问题，以促进心理健康和提高生活质量，主要包括心理健康宣传教育、心理咨询、心理疾病治疗、心理危机干预等。

加强心理主动健康服务，开展社会心理疏导，是维护和增进人民群众身心健康的重要内容，是社会主义核心价值观内化于心、外化于行的重要途径，是全面推进依法治国、促进社会和谐稳定的必然要求。各地区各部门要认真贯彻落实党中央决策部署，从深化健康中国建设的战略高度，充分认识加强心理健康服务、健全社会心理健康服务体系的重要意义，坚持问题导向，增强责任意识，自觉履行促进人民群众心理健康的责任，加强制度机制建设，为实现"两个一百年"奋斗目标和中华民族伟大复兴中国梦作出积极贡献。

三、心理主动健康与传统心理健康模式的区别

心理主动健康与传统心理健康模式在多个方面存在显著的区别。

（一）核心理念与目标不同

1. 心理主动健康

核心理念：强调通过积极主动的方式促进个体的心理健康，注重预防、提升和维持心理健康状态。

目标：实现个体心理的自我修复和自组织能力增强，从而达到长期、可持续的心理健康状态。

2. 传统心理健康模式

核心理念：主要关注心理问题的治疗与干预，倾向于在问题出现后进行应对。

目标：解决已经存在的心理问题，恢复个体的心理健康状态。

（二）服务方式不同

1. 心理主动健康

服务方式：采用综合性的服务手段，包括心理教育、心理咨询、心理训练等，旨在提高个体的心理素质和应对能力。

特点：强调个体的主动参与和自我提升，注重心理健康知识的普及和心理健康技能的培养。

2. 传统心理健康模式

服务方式：主要通过心理咨询、心理治疗等方式，对存在心理问题的个体进行干预和治疗。

特点：侧重于问题导向，即针对已经出现的心理问题进行干预，解决当前的心理困扰。

（三）服务内容与范围不同

1. 心理主动健康

服务内容：不仅包括心理问题的预防、干预和治疗，还涵盖心理健康的促进、提升和维持等方面。

服务范围：面向全体人群，注重从源头控制危险因素，创造健康价值，并在所有社会活动中积极应对心理健康问题。

2. 传统心理健康模式

服务内容：主要集中在心理问题的诊断、治疗和心理危机干预等方面。

服务范围：通常针对已经出现心理问题的个体或群体，服务范围相对局限。

（四）理论基础与方法论不同

1. 心理主动健康

理论基础：建立在复杂性科学、大数据和 AI 技术、生物科学、信息科学等多个学科交叉的基础上，强调人体和心理系统的复杂性和动态性。

方法论：采用物理、心理、营养等多种主动进攻策略，激发并提高人体的自我修复和自组织能力。

2. 传统心理健康模式

理论基础：主要基于心理学、精神医学等传统学科的理论框架。

方法论：通过心理咨询、心理治疗等手段，对心理问题进行干预和治疗，方法相对单一。

（五）服务效果与持续性不同

1. 心理主动健康

服务效果：注重长期、可持续的心理健康效果，通过提升个体的心理素质和应对能力，从根本上预防心理问题的发生。

持续性：强调个体在整个生命周期中的心理健康维护和提升，具有持续性。

2. 传统心理健康模式

服务效果：主要解决当前的心理问题，对于预防心理问题的发生和长期心理健康的维护作用有限。

持续性：相对较短期，主要关注当前心理问题的解决和相关症状的缓解。

（六）小结

心理主动健康与传统心理健康模式在核心理念与目标、服务方式、服务内容与范围、理论基础与方法论及服务效果与持续性等方面存在显著的区别。心理主动健康更加注重个体的主动参与和自我提升，旨在实现长期、可持续的心理健康状态。

第二节 心理主动健康的总体要求

一、心理主动健康的指导思想

心理主动健康的指导思想以健康中国战略为核心，通过构建覆盖全社会的心理健康服务体系，强化政府领导、明确部门职责、完善服务网络，重点关注学生等重点人群的心理健康需求，培育全民心理主动健康意识，倡导自尊自信、理性平和的社会心态。同时，加强心理主动健康人才队伍建设，推动服务创新与发展，利用科技手段提升服务可及性和效率，最大限度地满足人民群众的心理健康需求，促进社会和谐与可持续发展。

二、心理主动健康的原则

心理主动健康是一种积极主动的生活态度，强调个体在发展心理健康、预防心理疾病和促进健康中的主动参与。在现代快节奏的生活中，人们常常忽视自身心理健康的保护和促进，过度依赖医疗机构和药物来解决心理健康问题。而心理主动健康则倡导人们通过积极主动的生活方式，提高心理健康意识，培养健康的心理，自觉维护和调节心理健康，预防心理疾病，提升整体心理健康水平。

1. 科学性原则

以国家相关政策为指导，以心理健康理论为基础，根据个体身心发展的特点与规律，采用科学的方法，实施有针对性、实效性的心理健康教育。

2. 发展性原则

心理主动健康教育从全生命周期及个体的心理健康等多层面进行培养，从而形成健康的人格，重点在于促进人的心理健康发展。

3. 全生命周期原则

重视全生命周期的心理健康发展，在生命不同发展阶段主动维护不同阶段的心理健康。

4. 预防性原则

全面普及和传播心理健康知识、强化心理健康自我管理意识，将提升心理健康状态贯穿终生，逐步消除公众对心理疾病的病耻感，引导心理异常人群积极寻求专业心理咨询和治疗。

5. 全人群原则

普遍开展心理健康教育活动，使人们对心理健康知识有积极的认识，逐步提高全人群心理素质。

第三节 心理主动健康的目标和任务

一、心理主动健康的目标

1. 总体目标

提高全社会对心理健康重要性的认识，普及心理问题的预防及应对知识，以提高全人群心理健康素养，使全人群全方位、全生命周期地注重心理健康，开展适当的心理健康管理与指导，促进常见心理（精神卫生）问题的早期发现和早期干预，帮助和引导公众科学纾解心理问题，有效提升公众心理健康水平。

2. 具体目标

（1）构建覆盖全人群的心理主动健康教育科普体系，提升公众心理健康意识和自我调节能力。

（2）建立健全心理主动健康人才培养体系，提升心理主动健康服务队伍的专业化水平。

（3）完善心理疾病早期干预和护理模式，推动心理主动健康服务的规范化和科学化。

（4）推动信息科学技术与心理主动健康服务的深度融合，提升心理主动健康服务的可及性和效率。

二、心理主动健康的任务

（1）对全人群开展心理主动健康教育，提高公众心理主动健康意识和自我调节能力，帮助公众培养健全的人格和良好的个性心理品质。

（2）给予少数有心理困扰或心理障碍的人群科学有效的药物治疗、物理治疗，以及心理治疗、心理咨询与辅导，使他们尽快摆脱障碍，调节自我，提高心理健康水平，增强自我修复的能力。

（3）建立健全的心理主动健康服务体系，包括心理主动健康的科普教育体系、人才培养体系、心理疾病干预体系、心理疾病护理体系、信息科学技术与心理主动健康的结合等。

第四节　心理主动健康的服务对象

心理主动健康的服务对象覆盖全人群，重点关注有特定心理困扰或问题的个体、特殊群体、特殊情境下的群体及其他特定需求人群。心理主动健康服务致力满足多样化的心理需求，帮助不同群体应对情绪问题、行为障碍、生活压力等挑战，并提供有针对性的心理支持和干预，促进个体心理健康和社会和谐发展。

一、普遍服务对象

全人群：心理主动健康服务面向的是全人群，旨在通过普及心理健康知识、提供心理教育和心理训练等手段，提升全民心理健康水平。

二、有特定心理困扰或问题的个体

经历情绪问题的个体：如受焦虑、抑郁、愤怒等情绪问题困扰的个体。这些情绪问题可能源于生活压力、人际关系问题、自我认知困扰等。

面临行为障碍的个体：如强迫症、恐惧症、睡眠障碍等行为障碍患者。这些行为障碍可能严重影响个体的日常生活和社交能力。

三、特殊群体

青少年：青少年正处于身心发展的关键时期，面临自我认知、职业规划、人际关系等多方面的挑战。心理主动健康服务可以帮助他们树立积极的心态和培养健康的生活方式。

老年人：随着年龄的增长，老年人可能面临身体功能下降等带来的心理问题。心理主动健康服务可以为他们提供情感支持、认知训练等帮助。

特殊困难群体：如困境儿童、残疾人、低收入家庭等。这些群体可能由于经济、社会、身体等多方面的原因，更容易出现心理健康问题。心理主动健康服务可以为他们提供有针对性的心理支持和帮助。

四、特殊情境下的群体

灾难幸存者：经历自然灾害、事故灾难等突发事件后，幸存者可能承受严重的心理创伤并出现应激反应。心理主动健康服务可以提供危机干预和创伤治疗，帮助他们重建心理平衡并恢复社会功能。

防疫一线人员：在疫情防控期间，医务人员、社区工作者等防疫一线人员面临巨大的工作压力和心理压力。心理主动健康服务可以为他们提供心理支持、压力缓解等服务，帮助他们保持心理健康。

五、其他特定需求人群

企业员工：企业员工可能面临工作压力、职业倦怠等问题。心理主动健康服务可以为企业提供心理健康培训、员工心理援助计划等服务，帮助员工保持心理健康并提高工作效率。

学校师生：学校师生可能面临学业压力、人际关系等问题。心理主动健康服务可以为学校提供心理健康教育课程、心理咨询等服务，帮助师生建立积极的心态和健康的生活方式。

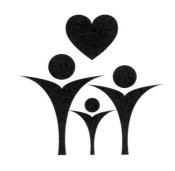

第三章

心理主动健康服务体系构建

　　心理主动健康服务体系的构建是一项系统性工程，旨在通过多种方式和手段，提升个体、家庭和社区的心理健康水平，提高全民心理幸福感和心理安全感。本章主要介绍心理主动健康政策引领与规划布局、心理主动健康服务体系框架与功能定位、心理主动健康五级联动医疗服务模式、人才队伍建设与专业能力提升、心理主动健康服务体系建设保障措施等构建心理主动健康服务体系的一些关键策略和措施。

第一节　政策引领与规划布局

一、心理主动健康政策解读与战略定位

（一）政策背景与意义

　　随着经济社会的快速发展和人们生活水平的提高，心理健康问题日益凸显，成为影响社会和谐稳定、制约个人全面发展的重要因素。为认真贯彻党的二十大精神，贯彻落实《中国教育现代化 2035》《国务院关于实施健康中国行动的意见》《关于加强心理健康服务的指导意见》等文件精神，全面加强和改进新时代学生及全民心理健康工作，提升学生及全民心理健康素养，国家制定了一系列心理主动健康政策。这些政策旨在通过主动干预和积极预防，提升公众心理健康水平，促进社会稳定和人际关系和谐，提升公众幸福感。

（二）政策解读

1. 心理主动健康教育普及

课程开设：要求中小学、高职、高校有条件地开展心理健康相关必修课程或选修课程，将心理健康教育纳入教育教学体系。

内容设计：结合学生成长特点和需求，设计科学合理的心理健康教育内容，帮助学生掌握心理健康知识和主动维护心理健康的技能。

2. 心理主动健康服务平台建设

完善心理辅导与咨询服务：要求各级教育机构完善心理辅导室建设，鼓励高校班级设置心理辅导委员，强化心理咨询服务平台建设。

应急心理援助：健全预警体系，优化协作机制，确保在紧急情况下能够及时提供心理援助和支持。

3. 心理主动健康人才队伍建设

配齐心理主动健康专业人才：医疗机构、学校、社区、企业等单位按国家文件要求配备所需的心理主动健康专业人才。

提升专业能力：加强心理学、精神卫生学、社会工作学等相关学科专业和人才培养基地建设，给予政策优惠，支持相关专业的人员进行学历深造。

4. 社会心理服务体系构建

搭建社区心理服务平台：民政、卫生管理等部门协同搭建社区心理服务平台，支持社区开展心理健康服务。

优化服务网络：建立完善的精神卫生医疗机构、社区康复机构及社会组织、家庭相互衔接的精神障碍社区康复服务体系。

（三）战略定位

1. 预防为主，综合治理

强调心理健康问题的预防工作，通过普及心理健康知识、开展心理健康教育等方式，提高公众的心理主动健康意识和自我调适能力。

加强综合治理，形成政府主导、社会参与、专业指导的工作格局，共同推进心理主动健康服务体系建设。

2.全员参与，全程覆盖

倡导全员参与心理主动健康工作，无论是学校、家庭还是社会各方面都应承担起相应的责任和义务。

实现全程覆盖，从儿童、青少年到成年人、老年人等全年龄段人群都应纳入心理主动健康服务范围。

3.专业引领，创新发展

强调专业引领在心理主动健康工作中的重要性，通过加强心理学、精神卫生学、社会工作学等相关学科专业建设，提升心理主动健康人才专业能力等方式，为心理主动健康工作提供有力支撑。

推动心理主动健康服务创新发展，鼓励新技术、新方法在心理主动健康服务中的应用和推广。

4.关注重点人群，解决突出问题

重点关注学生、老年人、残疾人等重点人群的心理健康问题，制定针对性的政策措施和服务方案。

着力解决现阶段心理健康服务中的突出问题，如心理咨询资源不足、服务质量参差不齐等，提高心理健康服务的整体水平。

二、心理主动健康服务网络规划

（一）服务层级构建

基础层：在社区、学校、企业等基层单位设立心理主动健康服务站或咨询室，提供初步的心理健康筛查、教育和咨询服务，确保心理主动健康服务的普及性和可及性。

中层服务：在区县或市级层面建立心理主动健康服务中心，配备专业心理咨询师和心理治疗师，提供更深入的心理评估、干预和治疗服务，同时承担对基层服务人员的培训和指导任务。

高端支持：在省级或国家级层面设立心理主动健康研究院或医院，专注于心理健康领域的科研、教学、高端诊疗及疑难病例会诊，为整个服务网络提供技术支持和疑难解决。

（二）服务内容设计

预防教育：通过讲座、工作坊、在线课程等形式，普及心理健康知识，提高公众的心理主动健康意识。

筛查评估：利用标准化心理测评工具，对重点人群（如青少年、老年人或职场人士等）进行定期或按需的心理健康筛查。

干预治疗：针对筛查出的问题，进行个性化心理咨询、心理治疗、药物治疗等干预措施。

危机干预：建立心理危机干预机制，对处于心理危机状态的个体或群体进行紧急干预，防止极端事件发生。

（三）信息平台建设

构建心理主动健康服务信息平台，实现服务预约、在线咨询、心理测评、数据分析等功能，提高服务效率和质量。加强数据安全管理，保护个人隐私，确保信息平台的稳定运行和信息安全。

三、部门协同与职责明确

（一）明确部门职责

卫生管理部门：作为牵头部门，负责心理主动健康服务的政策规划、标准制定、监督评估等工作。

教育部门：负责在各类学校推广心理主动健康教育，培养学生的心理健康素养，协助建立校园心理主动健康服务体系。

民政部门：关注重点群体的心理健康需求，如老年人、残疾人等，及时提供必要的心理支持和服务。

人社部门：在职场环境中推广心理主动健康理念，为职场人士提供心理主动健康服务资源，关注员工心理健康状态。

政法部门：参与心理危机干预和应急处置，保障社会稳定。

（二）加强跨部门协作

建立跨部门协调机制，定期召开联席会议，共享信息，协调解决心理主动健康服务中的重大问题。制订跨部门合作指南或协议，明确各方在心理主动健康服务中的具体职责、工作流程和协作方式。鼓励社会组织和专业机构参与心理主动健康服务，形成政府主导、社会参与、多元共治的良好局面。

（三）强化监督与评估

建立心理主动健康服务监督评估体系，定期对服务效果进行评估，发现问题及时整改。引入第三方评估机构，确保评估结果的客观性和公正性。根据评估结果，调整服务策略，优化资源配置，提升服务质量。

第二节　服务体系框架与功能定位

一、心理主动健康服务层级划分

心理主动健康服务的层级划分通常依据服务提供者的不同角色、服务对象的特定需求及服务的深度和广度来确定，旨在根据服务对象的不同需求和问题的严重程度，提供有针对性、个性化的心理主动健康服务，并通过社区、学校、医疗机构等多方面的合作与努力，共同构建全面、系统、科学的心理卫生服务体系。

（一）社区心理主动健康服务层级划分

社区心理主动健康服务的层级划分，旨在根据社区居民的不同心理健康需求，提供分层次、有针对性的服务。以下是一个基于社区心理主动健康服务实践的层级划分。

1. 基础宣传与教育层级

（1）目标：面向全体社区居民，普及心理健康知识，增强心理主动健康意识，预防心理问题的发生。

（2）内容：

心理健康知识宣传：通过宣传栏、海报、社区广播、微信公众号等多种渠道，向居民传播心理健康知识，如压力管理、情绪调节、心理健康标准等。

心理健康教育活动：举办心理健康讲座、工作坊、心理健康月等活动，邀请专家、学者或心理咨询师为居民提供面对面的心理健康教育和指导。

（3）实施者：社区工作人员、心理主动健康服务志愿者、心理主动健康服务机构等。

2. 初步筛查与咨询层级

（1）目标：针对有初步心理问题或心理困扰的居民，提供及时的筛查与咨询服务。

（2）内容：

心理健康筛查：利用心理健康量表、问卷等工具，对居民进行心理健康筛查，初步识别潜在的心理问题。

初步心理咨询：由经过初步心理知识培训的社区工作人员或志愿者，为居民提供初步的心理咨询服务，包括情绪支持、问题解答、引导居民寻求专业帮助等。

（3）实施者：社区心理主动健康服务站、社区卫生服务中心、心理主动健康服务志愿者等。

3. 专业评估与治疗转介层级

（1）目标：针对存在中度至重度心理问题或精神疾病的居民，提供专业评估与治疗转介服务。

（2）内容：

专业心理评估：由具有专业资质的心理咨询师或心理治疗师对居民进行更深入的心理评估，明确问题的性质和严重程度。

治疗转介：根据评估结果，为居民提供合适的治疗建议，并协助其转介到专业的医疗机构或心理咨询机构接受进一步的治疗。

（3）实施者：社区心理主动健康服务站、专业心理咨询机构、医疗机构心理科等。

4. 康复与社区支持层级

（1）目标：帮助患者恢复社会功能，实现社区再融入，提供持续的社区支持。

（2）内容：

康复指导：为患者提供康复指导，包括心理康复技能训练、生活自理能力训练等，促进其身心恢复。

社区支持网络：建立社区支持网络，包括家庭支持、邻里互助、社区志愿者帮助等，为患者提供情感支持、生活帮助和社会融入支持。

（3）实施者：社区康复机构、社区卫生服务中心、社区志愿者组织等。

（二）学校心理主动健康服务层级划分

学校心理主动健康服务的层级划分是一个从普及性教育到专业干预，再到康复与追踪的完整体系，旨在为学生提供全方位、多层次的心理健康支持。一般来说，学校心理主动健康服务可以划分为以下几个层级。

1. 普及性心理健康教育层级

（1）目标：面向全体学生，普及心理健康知识，增强学生的心理主动健康意识。

（2）内容：

心理健康教育课程：将心理健康教育纳入学校课程体系，通过课堂教学、实践活动等形式，普及心理健康知识，帮助学生了解自我、认识情绪、学会应对压力等。

心理健康宣传活动：定期举办心理健康月、心理健康周等活动，通过讲座、展览、海报、宣传册等多种形式，提高学生对心理健康的认识和重视程度。

（3）实施者：学校心理健康教育中心、班主任、任课教师等。

2. 预防性心理健康服务层级

（1）目标：针对有潜在心理问题或心理困扰的学生，提供早期的预防性心理健康服务。

（2）内容：

心理健康筛查：利用心理量表、问卷等工具，定期对学生进行心理健康筛查，及时发现潜在的心理问题。

个别咨询与辅导：为有需要的学生提供针对性的心理咨询与辅导，帮助他们解决心理困扰，增强应对能力。

团体心理辅导：针对共性问题或特定群体，开展团体心理辅导活动，如成立压力管理小组、情绪调节小组等，帮助学生掌握有效的应对技巧。

（3）实施者：学校心理健康教育中心的专业心理咨询师、辅导员、班主任等。

3. **干预性心理健康服务层级**

（1）目标：针对已经出现心理问题或心理疾病的学生，提供专业的干预性心理健康服务。

（2）内容：

专业心理评估：由具有专业资质的心理咨询师或心理治疗师，对出现心理问题的学生进行全面评估，明确问题的性质和严重程度。

心理治疗：根据评估结果，制订个性化的心理治疗方案，采用认知行为疗法、家庭治疗、药物治疗等多种方法，帮助学生恢复心理健康。

危机干预：为处于心理危机状态的学生提供紧急的心理干预和支持，防止危机事件的发生。

（3）实施者：学校心理健康教育中心、专业心理咨询机构、医疗机构心理科等。

4. **康复与追踪服务层级**

（1）目标：帮助学生巩固治疗效果，实现心理康复，并提供持续的追踪服务。

（2）内容：

康复指导：为学生提供康复指导，包括心理康复技能训练、生活自理能力训练等，促进其身心恢复。

追踪随访：对接受心理治疗的学生进行定期追踪随访，了解其恢复情况，提供必要的支持和帮助。

家校合作：加强与学生家长的沟通和合作，共同关注学生的心理健康状况，促进学生的全面康复。

（3）实施者：学校心理健康教育中心、专业心理咨询机构、医疗机构心理科、学生家长等。

（三）医疗机构心理主动健康服务层级划分

医疗机构在提供心理主动健康服务时，通常会根据患者的需求、问题的复杂程度及服务的专业性进行层级划分，旨在为患者提供从预防、干预、治疗到康复的全链条、多层次服务，以满足不同患者的心理健康需求。以下是一个较为全面的医疗机构心理主动健康服务层级划分。

1. 初级预防与健康教育层级

（1）目标：面向广大患者、家属及公众，提高他们的心理主动健康意识，预防心理问题的发生。

（2）内容：

心理健康知识的普及与教育，包括举办心理健康讲座、发放宣传册等。

心理健康筛查与评估，利用心理量表、问卷等工具初步识别潜在的心理问题。

心理健康促进活动，如开设压力管理工作坊、正念冥想课程等。

（3）实施者：医疗机构的心理科、健康教育部门、心理咨询师或心理主动健康服务志愿者。

2. 初级干预与咨询服务层级

（1）目标：针对有轻度至中度心理困扰的患者，提供及时的干预与咨询服务。

（2）内容：

个体心理咨询，针对患者的具体问题提供一对一的心理支持与建议。

团体心理辅导，通过小组形式帮助患者学习应对技能，增强社会支持。

短期心理干预计划，如认知行为疗法短期课程，以解决特定问题。

（3）实施者：具有专业资质的心理咨询师、心理治疗师或心理科医生。

3. 专业评估与治疗层级

（1）目标：针对中度至重度心理问题或精神障碍的患者，提供专业、全面的评估与治疗服务。

（2）内容：

全面的心理评估，包括症状评估、人格评估、功能评估等，以确定问题的性质和严重程度。

个体化治疗方案，根据评估结果制订针对性的治疗方案，可能包括药物治疗、心理治疗（如认知行为疗法、心理动力学治疗、家庭治疗等）、物理治疗（如经颅磁刺激）等。

危机干预与紧急处理，针对急性自杀风险、严重精神症状等紧急情况进行及时干预。

（3）实施者：精神科医生、心理治疗师、心理治疗师助理、护士及康复治疗师等多学科团队共同协作。

4.康复与社区再融入层级

（1）目标：帮助患者恢复社会功能，实现社区再融入，预防复发。

（2）内容：

康复治疗计划，包括职业技能训练、社交技能训练、生活自理能力训练等。

家庭教育与支持，为患者家属提供心理教育、沟通技巧培训等，增强家庭支持功能。

社区资源链接与再融入支持，帮助患者链接社区资源，如就业服务、社交活动等，促进患者社区再融入。

（3）实施者：医疗机构的心理科、康复科、社会工作部门及社区合作伙伴等共同参与。

二、心理主动健康服务内容与服务模式

心理主动健康的服务内容与服务模式是当前心理健康工作的重要领域。通过优化服务内容和创新服务模式，提升心理健康服务的效率和效果，更好地满足人民日益增长的心理健康需求。

（一）心理主动健康服务内容

1.提供心理健康服务

重视全生命周期的心理健康发展，在生命不同发展阶段主动维护不同阶段的心理健康。充分发挥心理卫生专业人员的引导和支持作用，帮助公众强化心理健康自我管理的意识和能力，解决生活、学习、职业发展、婚姻、亲子、人际交往等方面的心理困扰，将心理疾病的预防关口前移，提供心理健康服务，促进和谐社会建设，提升公众的幸福感。

2. 加强心理问题预防与筛查

充分利用广播、电视、书刊、动漫等传统媒体形式，广泛运用门户网站、微信、微博、移动应用等新媒体平台，通过心理健康教育和科普宣传，提高全社会对心理健康重要性的认识，普及心理问题的预防及应对知识，树立居民心理主动健康意识。同时，加强心理健康筛查工作，完成全人群心理健康筛查，针对筛查结果提出心理健康管理指导建议，帮助居民提高了解自我心理状态和自我调适的能力。通过开展适当的心理健康管理与指导，促进常见心理（精神卫生）问题的早期发现和早期干预，帮助和引导公众科学疏导心理问题，有效提升公众心理健康水平。

3. 主动培养和促进个体心理健康

个体的心理健康成长受到生物、心理、社会（社区、家庭、学校等）多方面因素的影响。因此，心理健康的维护是一项综合平衡各方面影响因素的系统工程，要充分发挥国家、社区、家庭、学校、医院等各方面的资源，促进全民心理健康的发展。

4. 建立心理疾病的治疗和干预体系

健全诊疗和疾病管理的体系，优化协作机制，构建心理主动健康"家庭－学校－医院"协同服务体系、心理主动健康五级预防服务体系和住院患者心理健康分层干预模式。

5. 重视并开展心理危机干预和心理援助工作

建立和完善心理健康教育、心理热线服务、心理评估、心理咨询、心理治疗、精神科治疗等多层级衔接合作的心理危机干预和心理援助服务模式；将心理危机干预和心理援助纳入各类突发事件应急预案和技术方案，加强心理危机干预和心理援助队伍的专业化、系统化建设。相关部门推动建立为公众提供公益服务的心理援助热线，由专业人员接听，对来电者开展心理健康教育、心理咨询和心理危机干预，降低来电者自杀或自伤的风险。

6. 加强心理主动健康的人才培养

进一步加强心理健康工作人员培养和使用的制度建设，积极设立心理健康服务岗位。支持精神卫生医疗机构能力建设，完善人事薪酬分配制度，体现心理治疗服务的劳务价值，并逐步将心理健康工作人员纳入专业技术岗位设置与管理体系，畅通职业发展渠道。

7. 采用先进的科学技术促进心理健康

采用先进的心理测评系统，对心理健康状态进行筛查、检测和监控；采用先进的物理治疗手段对心理疾病患者进行治疗，包括经颅磁刺激、光照疗法、电休克治疗等；搭建心理主动健康云平台、研发心理主动健康 App，通过分析个体心理数据进行 AI 心理管理，创建心理体检、心理科普、心理练习、心理建议、就诊咨询、用药咨询、患者交流等一体化、个性化的心理主动健康服务模式，以实现广大民众主动关注和管理心理健康、提高心理健康水平的最终目标。

（二）心理主动健康服务模式

1. 以用户为中心的服务模式

强调以用户需求为导向，根据用户的不同需求和特点提供个性化的心理健康服务。这就要求服务提供者具备高度的专业素养和敏锐的用户洞察力，能够准确把握用户的心理需求并制订相应的服务方案。

2. 线上线下融合的服务模式

充分利用互联网和信息技术手段，将线上咨询与线下服务相结合，为用户提供更加便捷、高效的心理健康服务。例如，可以通过建立线上心理咨询平台、开发心理主动健康 App 等方式，实现远程咨询和自助服务。

3. 多学科协作的服务模式

心理主动健康服务涉及多个学科领域，如心理学、教育学、社会学等。因此，需要建立多学科协作的服务团队，共同为用户提供全面、专业的心理健康服务。这样不仅可以提高服务的针对性和有效性，还可以促进不同学科之间的交流与合作。

4. 技术驱动的服务模式

随着 AI、大数据等技术的不断发展，心理主动健康服务也可以借助这些技术手段进行创新。例如，可以利用 AI 技术开发智能心理评估系统、智能心理干预系统等工具，提高服务的精准度和效率；也可以利用大数据技术对用户的行为和情绪进行实时监测与分析，为制订个性化的服务方案提供数据支持。

5. 社区化的服务模式

社区是人们生活的重要场所之一，也是心理健康服务的重要阵地。可以通过建立社区心理主动健康服务中心、开展社区心理健康活动等方式，将心理主动健康服务融入社区生活中。这样不仅可以提高服务的可及性和覆盖率，还可以增强社区居民之间的交流和互动，形成积极向上的社区氛围。

三、心理主动健康服务绩效评估

心理主动健康服务绩效评估是一项复杂而重要的工作，需要遵循一定的原则和方法，以确保结果的客观性和准确性，通常会评估心理主动健康服务的实施效果、服务质量及服务对象的满意度等关键指标。

（一）评估目标

1. 提升服务质量

通过评估发现服务中的不足，进而改进服务质量，确保心理主动健康服务的有效性和专业性。

2. 满足服务对象需求

关注服务对象的心理健康需求，评估服务是否能够满足其需求，提升服务对象的满意度。

3. 促进专业成长

为心理主动健康服务提供者提供反馈，促进其专业能力和职业素养的持续提升。

（二）评估原则

1. 客观性原则

评估指标应具有客观性，能够真实反映心理主动健康服务的实际情况。

2. 全面性原则

评估体系应涵盖服务的各个方面，包括服务内容、服务质量、服务对象满意度等。

3. 可操作性原则

评估指标应具体、明确，便于操作和实施。

4. 动态性原则

评估体系应随着心理主动健康服务的发展和实践的深入而不断完善和调整。

（三）评估指标

1.服务过程指标

（1）服务计划。

评估服务计划的制订是否科学、合理，是否能够满足服务对象的实际需求。

（2）服务实施。

评估服务过程中的执行情况，包括服务内容的覆盖面、服务方式的多样性、服务过程的规范性等。

（3）服务记录。

评估服务记录的完整性和准确性，包括服务对象的个人信息、服务过程记录、服务效果评估等。

2.服务成效指标

（1）服务对象满意度。

通过问卷调查、访谈等方式，了解服务对象对心理主动健康服务的满意度情况。

（2）心理状况改善。

评估服务对象在接受服务后心理状况的改善程度，如焦虑、抑郁等症状的减轻程度。

（3）社会功能恢复。

评估服务对象在社会功能方面的恢复情况，如学习、工作、人际交往等能力的提升情况。

3.服务提供者指标

（1）专业能力。

评估服务提供者的专业知识、技能和经验是否能够满足心理主动健康服务的需求。

（2）职业素养。

评估服务提供者的职业道德、责任心、服务态度等方面的表现。

（3）团队协作。

评估服务提供者之间的协作情况，包括信息共享、资源整合、工作配合等方面的能力。

（四）评估方法

1. 定量评估

通过收集和分析数据，如服务对象数量、服务时长、满意度调查得分等，进行量化评估。

2. 定性评估

通过访谈、观察等方式，收集服务对象的反馈意见和服务提供者的自我评价，进行定性评估。

3. 综合评估

将定量评估和定性评估相结合，形成综合评估结果，以全面反映心理主动健康服务的实施效果。

（五）评估结果应用

1. 反馈与改进

将评估结果及时反馈给服务提供者和服务对象，帮助其了解服务中的优点和不足，提出改进建议。

2. 激励与约束

根据评估结果对服务提供者进行激励或约束，以激发其工作积极性和增强其责任心。

3. 政策调整

根据评估结果调整心理主动健康服务的政策和措施，以更好地满足服务对象的心理健康需求。

第三节　心理主动健康五级联动医疗服务模式

一、总体思路

依托广西壮族自治区人民医院已建成的"省—市—县—镇—村"五级主动健康中心，每级主动健康中心下增设心理主动健康中心，构建覆盖自治区、市、县

（市、区）、镇（乡）、村五级的心理主动健康联动医疗服务模式。其中，五级心理主动健康中心从上到下依次为一级心理主动健康中心，即自治区级心理主动健康中心；二级心理主动健康中心，即市级心理主动健康中心；三级心理主动健康中心，即县（市、区）级心理主动健康中心；四级心理主动健康中心，即镇（乡）级心理主动健康中心；五级心理主动健康中心，即村级心理主动健康中心。心理主动健康五级联动医疗服务模式通过整合五级主动健康中心的资源，优化心理健康服务供给，推动心理健康服务的科学化、标准化和普惠化，满足人民群众多层次、多样化的心理健康需求。依据《健康中国行动（2019—2030 年）》《"健康中国 2030"规划纲要》《健康广西行动（2020—2030 年）》等政策文件，结合广西主动健康发展的实际情况，构建以三级医院为引领、二级医院为支撑、基层医疗机构为基础的心理主动健康服务体系。

二、基本原则

（一）坚持规划引领

在五级主动健康中心的基础上，统筹规划心理主动健康中心的设置与布局，明确各级心理主动健康中心的功能定位和服务内容。通过公开申报形式，组织设立各级心理主动健康中心，确保服务覆盖城乡。

（二）注重资源整合

整合五级主动健康中心的心理健康服务资源，提高设施和人员的利用率。市级、县（市、区）级、镇（乡）级和村级心理主动健康中心可根据实际情况合署设置，形成资源共享、功能互补的服务网络。

（三）强化需求评估

结合人群心理健康危险因素、疾病分布和服务需求，开展心理健康需求评估工作。根据评估结果，合理布局五级心理主动健康中心，科学设置各级心理主动健康中心的服务功能，确保服务的精准性和有效性。

（四）推动信息共享

依托广西壮族自治区人民医院已建成的"3+1+2"主动健康信息平台，构建心理健康服务的数据管理系统，实现五级心理主动健康中心的数据互联互通。通过信息化手段，提升心理健康服务的效率和质量。

（五）坚持服务为先

以人民群众的心理健康需求为导向，提供覆盖全生命周期的心理健康服务。通过健康教育、心理筛查、早期干预、治疗康复和长期随访，构建全程化、连续性的心理健康服务模式。

三、五级心理主动健康中心的定位与功能

（一）自治区级心理主动健康中心

1. 定位

自治区级心理主动健康中心以自治区级主动健康中心为依托设置，主要负责心理主动健康信息的搜集和发布、心理主动健康服务成果和资源展示、心理主动健康服务政策宣传、沟通协调社会力量参与心理主动健康服务、全区心理主动健康服务需求评估指导和平台管理、开展技术培训和指导，指导全区心理主动健康服务资源统筹规划，对心理主动健康服务项目、服务人员和服务机构的服务质量进行行业监管，开展跟踪评估，受理投诉与建议。

2. 功能

（1）行业管理功能。

协助自治区卫生健康委加强全区心理主动健康中心行业管理，制定精神卫生行业管理规范、标准等，指导、监督、检查、评价全区各级心理主动健康中心工作；协助自治区卫生健康委开展各级心理主动健康中心设置规划、心理主动健康政策制定、心理主动健康医学研究和产业布局工作；协助自治区卫生健康委研究将条件成熟、干预措施明显、符合规定的心理主动健康服务项目、处方集等经申报批准后纳入公共卫生服务项目或纳入医疗健康保险统筹支付范围；协助自治区卫生健康委对全区优秀单位或企业（社会组织）、优秀案例、优质服务（产品、用

品）等进行展示和推介；聚焦心理主动健康服务发展中面临的问题，瞄准大卫生、大健康的发展前沿展开理论性、应用性研究，为心理健康服务产业的可持续发展提供智力支持；设置投诉窗口或监督电话，受理全区心理主动健康服务投诉和跟踪处置；与国家相关精神心理协会、学会建立信息沟通和联动机制；承担自治区卫生健康委交办的其他工作。

（2）资源统筹功能。

建立和管理心理主动健康管理服务云平台和居民个人电子健康档案信息库，连接、清洗、标准结构化处理和融合来自全区各级医疗卫生及其相关行业的全员人口信息、基础资源信息、公共卫生信息、电子病历信息（含健康体检信息）、医疗保险信息、心理主动健康服务相关企业（社会组织）信息和资源等平台；每年发布心理健康状况白皮书；管理、验收、汇总、统计运算和研究分析医疗险数据，电子病历数据，居民健康档案数据，健康、疾病、死因监测等健康数据，形成全人群、全生命周期的健康大数据队列，全面系统地阐明人群健康危险暴露、疾病分布、死亡因素、疾病负担、健康服务及健康服务保障的基本状况，并向自治区卫生健康委报送监测结果；开展大数据衍生服务，融合移动互联网、大数据、区块链、可穿戴设备、云计算等新一代信息技术，以健康状态的动态辨识、健康风险评估和健康自主管理为主攻方向，重点突破人体健康状态量化分层、健康信息的连续动态采集、健康大数据融合分析、个性化健身技术等难点和瓶颈问题，构建以心理主动健康科技为引领的一体化健康服务体系；协调社会力量共同参与心理主动健康服务，搭建协作服务平台；全力推进非医疗健康经济发展。

（3）对外服务功能。

建立本级心理主动健康中心组织领导机构、管理制度和运行机制，完善基础设施建设；建立自治区级精神卫生主动健康专家库，适时充实更新，并通过官方网站等方式对外公布、介绍专家；开设心理主动健康门诊，将心理测评量表纳入医院体检项目；开展心理健康评估；创建示范性心理健康科普基地，开展心理健康宣教和心理康复等工作；及时做好心理主动健康工作资料的收集、整理，年初制订工作计划，年底做好工作总结。

（4）人员培训功能。

设置必要的培训场地，培训硬件资源应当包括查阅资料的图书馆、培训专用的多媒体教室；重点开展心理健康教育、心理健康促进、心理健康素养、心理健康管理等技术培训和指导，受场地规模限制的，依托院校、专业培训机构等开展培训；协助自治区卫生健康委组织心理主动健康复合型人才培训，定期举办国家、自治区级心理主动健康继续教育培训班。

（二）市级心理主动健康中心

1. 定位

市级心理主动健康中心以市级主动健康中心为依托设置，主要负责全市心理主动健康信息的搜集和发布、心理主动健康服务成果和资源展示、心理主动健康服务政策宣传、全市心理主动健康服务。评估和指导市级子平台管理、开展全市技术培训和指导；协助自治区级心理主动健康中心的服务延伸到地市、县域，做好辖区内心理主动健康服务资源和产业的链接，为居民心理主动健康服务需求提供帮助或转介服务；指导全市心理主动健康服务资源统筹规划，对辖区内心理主动健康服务项目、服务人员和服务机构的服务质量进行行业监管，开展跟踪评估，受理辖区内的投诉与建议。原则上每个地级市应设置1个市级心理主动健康中心。

2. 功能

（1）行业管理功能。

协助市卫生健康委加强全市心理主动健康中心行业管理；根据自治区行业管理规范、标准和本市实际情况制定本市行业管理规范、标准等，指导、监督、检查、评价县级心理主动健康中心工作；积极寻求上级心理主动健康中心的指导帮带，不断提升本级心理主动健康中心建设水平；协助市卫生健康委开展下级心理主动健康中心设置规划、政策制定、产业布局工作；协助市卫生健康委、配合自治区级主动健康中心研究将条件成熟、干预措施明显、符合规定的心理主动健康服务项目、处方集整理上报自治区卫生健康委，经申报批准后纳入公共卫生服务项目或纳入医疗健康保险支付范围；协助市卫生健康委对全市优秀单位或企业（社会组织）、优秀案例、优质服务（产品、用品）等进行展示和推介，定期向自治区级心理主动健康中心报送先进经验和典型案例；聚焦心理主动健康服务发展中面临的问题，在自治区级心理主动健康中心的指导下展开理论性、应用性研究，为本市心理健康服务和产业的可持续发展提供智力支持；设置投诉窗口或监督电话，受理全市心理主动健康服务投诉和跟踪处置；承担市卫生健康委交办的其他工作。

（2）资源统筹功能。

管理心理主动健康管理服务云平台市级子系统和居民个人电子健康档案信息市级子库，按照接口标准对接全市各级医疗卫生及其相关行业的全员人口信息、基础资源信息、公共卫生信息、电子病历信息（含健康体检信息）、医疗保险信息、心理主动健康服务相关企业（社会组织）信息和资源等平台；每年发布全市心理健康状况白皮书；阐明全市人群心理健康危险暴露、疾病分布、死亡因素、疾病负担、健康服务及健康服务保障的基本状况，并向市卫生健康委报送监测结果；协调全市社会力量共同参与心理主动健康服务；承接自治区级心理主动健康中心外延的非医疗心理主动健康服务项目，全力推进全市非医疗健康经济发展。

（3）对外服务功能。

建立本级心理主动健康中心组织领导机构、管理制度和运行机制，完善基础设施建设；建立市级精神卫生健康专家库，适时充实更新，并通过官方网站、宣传栏等方式对外公布、介绍专家；开设心理主动健康门诊，将心理测评量表纳入医院体检项目，开展心理健康评估、研究、推广各类慢病、亚健康等主动健康处方集；创建心理健康科普基地，开展心理主动健康政策宣传、健康宣教和健康促进等工作；及时做好心理主动健康工作资料的收集、整理，年初制订工作计划，年底做好工作总结。

（4）人员培训功能。

设置必要的培训场地，培训硬件资源应当具有培训专用的多媒体教室；重点开展心理健康教育、心理健康促进、心理健康素养、心理健康管理等技术培训和指导，受场地规模限制的，可依托院校、专业培训机构等开展培训；协助市卫生健康委组织心理主动健康复合型人才培训，定期举办心理主动健康继续教育培训班；鼓励心理主动健康服务人员主动向上级心理主动健康中心申请挂职锻炼或跟班学习，提升服务能力。

（三）县（市、区）级心理主动健康中心

1. 定位

县（市、区）级心理主动健康中心以县（市、区）级主动健康中心为依托设置，主要负责全县（市、区）心理主动健康信息的搜集和发布、心理主动健康

服务成果和资源展示、心理主动健康服务政策宣传、全县（市、区）心理主动健康服务需求评估的指导和县（市、区）级子平台管理、开展全县（市、区）技术培训和指导；协助市级心理主动健康中心的服务延伸到县（市、区）、乡镇、村，做好辖区内心理主动健康服务资源和产业的链接，为居民心理主动健康服务需求提供帮助或转介服务；指导全县（市、区）心理主动健康服务资源统筹规划，对辖区内心理主动健康服务项目、服务人员和服务机构的服务质量进行行业监管，开展跟踪评估，受理辖区内的投诉与建议。原则上每个县（市、区）应设置1个县（市、区）级心理主动健康中心。

2. 功能

（1）行业管理功能。

协助县（市、区）卫生健康局加强全县（市、区）心理主动健康中心行业管理；根据自治区行业管理规范、标准和县（市、区）域实际情况制定本县（市、区）心理行业管理规范、标准等，指导、监督、检查、评价县（市、区）级心理主动健康中心工作；积极寻求上级心理主动健康中心的指导帮带，不断提升本级心理主动健康中心建设水平；协助县（市、区）卫生健康局开展下级心理主动健康中心设置规划、心理主动健康政策制定、心理主动健康医学研究和产业布局工作；协助上级心理主动健康中心研究将条件成熟、干预措施明显、符合规定的心理主动健康服务项目、处方集整理上报市卫生健康委和自治区卫生健康委，经申报批准后纳入公共卫生服务项目或纳入医疗健康保险支付范围；协助县（市、区）卫生健康局对全县（市、区）优秀单位或企业（社会组织）、优秀案例、优质服务（产品、用品）等进行展示和推介，并定期向市级心理主动健康中心报送先进经验和典型案例；围绕国家、自治区战略和地方经济社会、产业发展需求，聚焦主动健康服务发展中面临的问题，在自治区级主动健康中心的指导下展开理论性、应用性研究，为地方心理健康服务和产业的可持续发展提供智力支持；设置投诉窗口或监督电话，受理全县（市、区）心理主动健康服务投诉和跟踪处置；承担县（市、区）卫生健康局交办的其他工作。

（2）资源统筹功能。

管理心理主动健康管理服务云平台县级子系统和居民个人电子健康档案信息县级子库，按照接口标准对接全县（市、区）各级医疗卫生机构及其相关行业的全员人口信息、基础资源信息、公共卫生信息、电子病历信息（含健康体检信息）、医疗保险信息、心理主动健康服务相关企业（社会组织）信息和资源等平台；协调全县（市、区）社会力量共同参与心理主动健康服务；承接自治区级、市级心理主动健康中心外延的非医疗心理主动健康服务项目，全力推进全县（市、区）非医疗健康经济发展。

（3）对外服务功能。

建立本级心理主动健康中心组织领导机构、管理制度和运行机制，完善基础设施建设；建立县（市、区）级精神卫生主动健康专家库，适时充实更新，并通过官网、宣传栏等方式对外公布、介绍专家；开设心理主动健康门诊，将心理测评量表纳入医院体检项目，开展心理健康评估、研究、推广各类慢病、亚健康等主动健康处方集；创建心理健康科普基地，开展心理主动健康政策宣传、心理健康宣教和心理健康促进等工作；及时做好心理主动健康工作资料的收集、整理，年初制订工作计划，年底做好工作总结。

（4）人员培训功能。

设置必要的培训场地；重点开展心理健康教育、心理健康促进、心理健康素养、心理健康管理等技术培训和指导；协助县（市、区）卫生健康局组织心理主动健康复合型人才培训；鼓励心理主动健康服务人员主动向上级心理主动健康中心申请挂职锻炼或跟班学习，提高服务能力。

（四）镇（乡）级心理主动健康中心

1. 定位

镇（乡）级心理主动健康中心以镇（乡）级主动健康中心为依托设置，主要负责全镇（乡）心理主动健康信息的搜集和发布、心理主动健康服务成果和资源展示、心理主动健康服务政策宣传、全镇（乡）心理主动健康服务需求评估的指导和镇（乡）级子平台管理、开展全镇（乡）技术培训和指导；协助县（市、区）级心理主动健康中心的服务延伸到镇（乡）、村，做好辖区内心理主动健康服务资源和产业的链接，为居民心理主动健康服务需求提供帮助或转介服务；指导全镇（乡）心理主动健康服务资源统筹规划，对辖区内心理主动健康服务项目、服务人员和服务机构的服务质量进行行业监管，开展跟踪评估，受理辖区内投诉与建议。原则上在设有县（市、区）级主动健康中心的县域设置1个镇（乡）级心理主动健康中心。

2. 功能

（1）行业管理功能。

协助县（市、区）卫生健康局加强全镇（乡）心理主动健康中心行业管理。根据自治区行业管理规范、标准和县域基层实际情况制定本镇（乡）心理行业管理规范、标准等；积极寻求上级心理主动健康中心的指导帮带，不断提升本级心理主动健康中心建设水平；协助县（市、区）卫生健康局开展下级心理主动健康中心设置规划、政策制定、医学研究和产业布局工作；协助上级心理主动健康中心研究将条件成熟、干预措施明显、符合规定的心理主动健康服务项目、处方集整理上报市卫生健康委和自治区卫生健康委，经申报批准后纳入公共卫生服务项目或纳入医疗健康保险支付范围；协助县（市、区）卫生健康局对全县（市、区）优秀单位或企业（社会组织）、优秀案例、优质服务（产品、用品）等进行展示和推介，并定期向县（市、区）级心理主动健康中心报送先进经验和典型案例；围绕国家、自治区战略和地方经济社会、产业发展需求，聚焦心理主动健康服务发展中面临的问题，在自治区级心理主动健康中心的指导下协助展开理论性、应用性研究，为地方心理健康服务和心理产业的可持续发展提供基层数据支持；设置投诉窗口或监督电话，受理全镇（乡）心理主动健康服务投诉和跟踪处置；承担县（市、区）卫生健康局交办的其他工作。

（2）资源统筹功能。

管理心理主动健康管理服务云平台镇级子系统和居民个人电子健康档案信息镇级子库，按照接口标准对接全镇（乡）各级医疗卫生及其相关行业的全员人口信息、基础资源信息、公共卫生信息、电子病历信息（含健康体检信息）、医疗保险信息、心理主动健康服务相关企业（社会组织）信息和资源等平台；协调全镇（乡）社会力量共同参与心理主动健康服务；承接自治区级心理主动健康中心、市级心理主动健康中心、县（市、区）级心理主动健康中心外延的非医疗心理主动健康服务项目，全力推进全镇（乡）非医疗健康经济发展。

（3）对外服务功能。

建立本级心理主动健康中心组织领导机构、管理制度和运行机制，完善基础设施建设；建立镇（乡）级精神卫生主动健康工作人员库，适时充实更新，并通过官方网站、宣传栏等方式对外公布、介绍工作人员；开设心理主动健康门诊，开展心理健康评估，研究、推广各类慢病、亚健康等主动健康处方集；创建镇

（乡）心理健康科普基地，开展心理主动健康政策宣传、心理健康宣教和心理健康促进等工作；及时做好心理主动健康工作资料的收集、整理，年初制订工作计划，年底做好工作总结。

（4）人员培训功能。

设置必要的培训场地；重点开展心理健康教育、心理健康促进、心理健康素养、心理健康管理等技术培训和指导；协助县（市、区）卫生健康局组织心理主动健康复合型人才培训；鼓励心理主动健康服务人员主动向上级心理主动健康中心申请挂职锻炼或跟班学习，提高服务能力。

（五）村级心理主动健康中心

1.定位

村级心理主动健康中心以村级主动健康中心为依托设置，主要负责全村心理主动健康信息的搜集和发布、心理主动健康服务成果和资源展示、心理主动健康服务政策宣传、全村心理主动健康服务需求评估的指导和村级子平台管理、开展全村技术培训和指导；协助镇（乡）级心理主动健康中心的服务延伸到村，做好辖区内心理主动健康服务资源和产业的链接，为居民心理主动健康服务需求提供帮助或转介服务；指导全村心理主动健康服务资源统筹规划，对辖区内心理主动健康服务项目、服务人员和服务机构的服务质量开展跟踪评估，受理辖区内投诉与建议。原则上在设有镇（乡）级主动健康中心的村部设置1个村级心理主动健康中心。

2.功能
（1）行业管理功能。

协助乡镇卫生院加强全村心理主动健康中心行业管理；积极寻求上级心理主动健康中心的指导帮带，不断提升本中心建设水平；协助上级心理主动健康中心研究将条件成熟、干预措施明显、符合规定的主动健康服务项目整理上报市卫生健康委和自治区卫生健康委，经申报批准后纳入公共卫生服务项目或纳入医疗健康保险支付范围；协助县（市、区）卫生健康局对全县（市、区）优秀单位或企业（社会组织）、优秀案例、优质服务（产品、用品）等进行展示和推介，并定期向县（市、区）级心理主动健康中心报送先进经验和典型案例；围绕国家、自治区战略和地方经济社会、产业发展需求，聚焦心理主动健康服务发展中面临的问题，为地方心理健康服务和产业的可持续发展提供基层数据支持；承担县（市、区）卫生健康局、乡镇卫生院交办的其他工作。

（2）资源统筹功能。

管理心理主动健康管理服务云平台村级子系统和居民个人电子健康档案信息村级子库，按照接口标准对接全村医疗卫生及其相关行业的全员人口信息、基础资源信息、公共卫生信息、电子病历信息（含健康体检信息）、医疗保险信息，全力推进全村非医疗健康经济发展。

（3）对外服务功能。

建立本级心理主动健康中心管理制度和运行机制，完善基础设施建设；建立村级精神卫生主动健康工作人员库，适时充实更新，并对外公布、介绍工作人员；开展心理健康评估，研究、推广各类慢病、亚健康等主动健康处方集；创建村心理健康科普基地，开展心理主动健康政策宣传、心理健康宣教和心理健康促进等工作；及时做好心理主动健康工作资料的收集、整理，年初制订工作计划，年底做好工作总结。

（4）人员培训功能。

设置必要的培训场地；鼓励心理主动健康服务人员积极参与县（市、区）卫生健康局组织的主动健康复合型人才培训，并主动向上级心理主动健康中心申请挂职锻炼或跟班学习，提高服务能力。

第四节　人才队伍建设与专业能力提升

在构建心理主动健康服务体系的过程中，需要大量具备一定精神卫生、心理学、社会学基础知识和技能的精神科医生、心理治疗师、心理咨询师、社会工作者等。作为人口大国，我国心理行业起步晚，从业人员数量远远无法满足社会需求，尽管心理健康专业人才总量在逐年增长，但仍无法满足现阶段国人的总体需要。特别是在基层医疗卫生机构、城乡社区、农村中小学，专业化人才队伍存在三大突出问题：数量严重不足、专业技术水平有限、兼职比例过高。兼职工作人员和志愿者在一定程度上存在工作的随意性与游离感。现有的心理人才队伍良莠不齐，难以为心理主动健康体系建设提供实在有用的专业支撑。培育专职从事心理主动健康的专业人才队伍，整合多领域优质人才资源，是心理主动健康服务体系建设的重要保障。

本节从心理主动健康服务人员发展现状和心理主动健康人才队伍建设措施两方面展开论述。

一、心理主动健康服务人员发展现状

心理主动健康服务人才队伍可以分为两类，一类是专门从事心理健康服务的专职人员，一类是工作职责中涉及心理健康服务的非专职人员。专职人员主要包括精神科医师、心理治疗师、心理咨询师、学校心理健康工作者、社会心理服务机构从业者等；非专职人员主要包括社会工作者、非精神科医务工作者、党政机关及企事业单位内涉及心理服务职能的工作者等。

（一）专职心理服务人员发展现状及存在的问题

1. 精神科医师

精神科医师由国家卫生部门进行认定和管理，在医疗机构工作，具有精神障碍诊断资格和开具精神科药物处方资格，治疗对象是需要药物治疗的各类精神障碍患者，同时也可以开展心理治疗。目前的主要问题是精神科医师数量少。《全国精神卫生工作规划（2015—2020年）》要求到2020年，全国精神科执业（助理）医师数量增加到4万名，东部地区每10万人口精神科执业（助理）医师数量不低于3.8名，中西部地区不低于2.8名；而发达国家每10万人口精神科执业（助理）医师的数量普遍较高，通常在10名以上。

2. 心理治疗师

心理治疗师是接受规范化心理治疗培训的精神科医师或取得心理治疗专业技术资格的卫生技术人员，可在适宜的独立治疗空间，针对符合心理治疗条件的精神障碍患者，应用规范化的心理治疗技术和个体化的治疗方案进行心理治疗，消除或缓解患者心理障碍表现。心理治疗师由国家人事部门、卫生部门组织进行专业技术资格认定，在医疗机构工作，没有处方权，也不能独立开具精神科诊断证明，治疗对象主要是神经症、情感障碍及人格障碍患者。相关职称考试于2002年启动，目前有中级和初级考试，属于卫生系统"医药护技"四个系列中的医疗技术职称序列。职称序列和职级的约束，在一定程度上制约着这支队伍的发展。

国家卫生健康委 2018 年发布的数据显示，我国心理治疗师只有 5000 余人。

3. 心理咨询师

心理咨询师曾经由国家职业资格鉴定体系进行认证，2002 年由原劳动部启动全国统一培训鉴定工作，2017 年 9 月该职业退出国家职业资格鉴定目录清单。心理咨询师职业资格证书累计颁发逾 130 万本，但真正从事心理咨询工作的人不足 1/10。心理咨询师主要在非医疗系统工作，不能开具药物处方，不能出具精神障碍诊断证明，服务对象是有各类心理问题的正常人群，如果发现有精神障碍，只能转介到专科机构。国家职业资格认证取消后，一些社会机构推出各种认证，人员质量良莠不齐。与之相比，完成了心理学，特别是临床和咨询心理学、精神病学、社会工作学等的本科及以上学历教育、接受过系统的临床实践培训和督导的专业人员，以及中国心理学会临床与咨询心理学注册系统注册的专业人员，更具专业资质。心理咨询师的发展路径及其与心理治疗师的区别等，目前尚未明确。

4. 学校心理健康工作者

学校心理健康工作者主要包括心理健康教育教师、心理咨询人员及班级心理委员。班级心理委员应算非专职人员。2018 年发布的《高等学校学生心理健康教育指导纲要》要求，心理健康教育专职教师要具有从事大学生心理健康教育的相关学历和专业资质，要按照师生比不低于 1∶4000 配备，每所学校至少配备 2 名。《中小学心理健康教育指导纲要（2012 年修订）》要求，每所学校至少配备 1 名专职或兼职心理健康教育教师，并逐步提高专职人员配比。《中等职业学校学生心理健康教育指导纲要》也提出要加强心理健康教育教师培训。教育系统内部的心理咨询人员主要由心理健康教师及外聘的心理咨询、心理治疗专业人员组成。目前，学校心理健康工作者在数量和质量上均未达到各类指导纲要的要求。部分学校存在由非专业学科教师转任心理健康教师的情况，这些教师普遍不具备心理健康相关专业知识和从业资质，这一问题应引起重视。

5. 社会心理服务机构从业者

社会心理服务机构从业者在过去几年快速发展。经检索，工商注册的社会心理服务机构 2012 年为 8091 家，2017 年猛增至 37116 家，2018 年底为 50108 家，2019 年 3 月为 68410 家。机构数量剧增，意味着机构中从事心理服务的工作人员数量也在急速增长，但目前尚无数据显示从业人员的构成及专业资质。

（二）非专职心理服务人员发展现状及存在的问题

1. 社会工作者

社会工作者是指遵循助人自助的价值理念，利用个案、社区、小组等专业方法，以帮助机构和他人发挥自身潜能，协调社会关系、促进社会公正为职业的社会服务人员，其中社会工作师大多活跃在民政、妇联、慈善机构、社会团体机构、社区服务机构、街道办事处等领域。社会工作者是一支不断发展的队伍，我国已初步建立了社会工作学历教育、职业资格认证、工作岗位设置的人才培养及使用体系。民政部发布的《2017 年社会服务发展统计公报》显示，全国持证社会工作者共计 32.7 万人，其中社会工作师 8.3 万人，助理社会工作师 24.3 万人。《全国社会心理服务体系建设试点工作方案》要求鼓励和支持社会工作者参与社会心理服务，发挥其在心理疏导、危机干预、社会支持等方面的专业作用，并开发与心理服务相关的岗位。《全国精神卫生工作规划（2015—2020 年）》明确指出，到 2020 年各地要建立健全精神障碍社区康复服务体系。已有部分地区开始探索精神医疗社会工作者队伍建设，但也存在具体问题，如在社区开展心理服务的边界及开展精神障碍治疗和康复的合法性问题，在社区中的岗位设置和工作职责清晰化问题等。

2. 非精神科医务工作者

《全国社会心理服务体系建设试点工作方案》要求综合医院对全体医务人员进行临床心理知识培训，对常见心理行为问题和精神障碍进行识别和转诊。我国第一部心理健康蓝皮书《中国国民心理健康发展报告（2017—2018）》数据显示，对不同职业群体进行心理健康素养调查，在"心理疾病症状与识别""心理疾病成因与预防"等指标上，医疗卫生工作者得分低于心理健康工作者、媒体工作者、教育工作者等职业人群，在"儿童保护相关的心理健康知识""儿童教育相关的心理健康知识"等指标上，医疗卫生工作者得分也低于其他职业人群。显然，开展非精神科医务工作者临床心理知识培训具有必要性和紧迫性。

3. 党政机关及企事业单位内涉及心理服务职能的工作者

近年来，随着国家心理健康政策的推动，党政机关及企事业单位内涉及心理服务职能的工作者群体逐渐形成并快速发展。在政策支持下，这一群体的服务范围不断扩大，从教育系统扩展到党政机关、企事业单位和社区，覆盖企业职工、学生、公职人员等多类人群。心理服务内容也从心理健康教育、心理疏导扩展到危机干预、心理测评等，专业化水平逐步提升，部分单位还引入专业团队或机构，提升服务的规范性和专业性。然而，该群体发展仍面临诸多问题：一是专业人才短缺，尤其是具备资质和实践经验的心理咨询师匮乏；二是服务机制不完善，缺乏制度化、规范化的工作流程；三是资源分布不均衡，发达地区和大单位资源较多，欠发达地区和小单位资源不足；四是资金投入有限，部分单位重视程度不够，心理服务设施和活动开展不足；五是服务效果评估机制缺失，难以量化服务成效和优化改进。

二、心理主动健康人才队伍建设措施

（一）建立有助于各类人员发挥作用的机制并提供政策保障

心理主动健康服务体系建设是一项系统工程，需要各类精神心理服务人才队伍充分发挥作用。精神科医师和心理治疗师在医疗机构为精神障碍患者提供治疗服务；心理咨询师、心理健康教师、相关护理人员、社会心理服务机构从业者为正常人群提供心理健康知识普及、心理咨询等服务；各类非专职人员，特别是党政机关的相关工作者还承担着发挥行政职能、推进社会治理的职责，从组织和社会层面推进心理服务工作。同时，政府部门应注重通过机制创新和政策扶持，让各类人员充分发挥作用。

目前存在一些政策层面的问题需要解决，如心理咨询和心理治疗的医疗服务费定价过低、没有普遍纳入医保支付，心理治疗师属于医技系列因而其职业发展受限、心理咨询师无法在医疗机构工作、社会心理服务机构与医疗机构的双向转诊机制不健全、政府部门购买社会服务的成本核算与标准规范不健全、家庭—学校—医院的系统服务通道不畅通等。

（二）加强心理主动健康人才培养和供给

将精神卫生专业人才培养纳入社会发展重点与急需人才培养范畴，鼓励开设有心理学、社会工作学、精神病学等相关学科专业的高校扩大招生规模，引导更多优秀的高中毕业生报读相关专业。加强精神病学、应用心理学、社会工作学等相关学科专业人才培养基地建设，鼓励学生考取专业资格证书，培养精神卫生和心理健康复合型人才。

　　加强省级精神卫生中心、省级人民医院等省级精神科医师培训中心建设，加大精神科转岗医师培训力度。将精神医学课程纳入定向农村医学人才培养内容。对于在乡镇卫生院、社区卫生服务中心，以及在镇村综合治理中心和社会心理服务室工作的编外精神科医师，经县级人社部门核准，可采取面试、组织考察等方式公开招聘入编。充分发挥高水平医院的辐射带动作用，依托医联体"组团式"帮扶等形式，支持上级医疗卫生机构专业人员到基层医疗卫生机构兼职，工作时间计入基层工作时间。加强专职精神卫生防治医生配置，每个乡镇卫生院或社区卫生服务中心配备1名及以上经过系统培训的专职精神卫生防治医生。

　　强化精神科专业人员的培养，优化精神科专业技术人员结构。加大精神专科住院医师规范化培训力度，注重临床诊疗能力的培养，积极为精神科医务人员提高临床业务水平提供条件。鼓励非精神卫生专业的临床执业医师和中医类别执业医师参与转岗培训，按要求变更为精神卫生执业范围，以便从事精神卫生医疗工作。加强精神科学科带头人、骨干医师的引进与培养，强化精神科医务人员培养与培训。积极增加精神科医师、护士和心理治疗师的配置，形成稳定、合理的精神科专业人才梯队。

（三）加快心理主动健康人才配备

　　要配齐专业人员，如学校应配备心理健康教师；公立医疗机构应按要求配备精神科医师和心理治疗师，以及相关的护理人员。同时，要为从事心理服务的工作人员开辟合理的职称晋升通道，建立城乡社区基层专（兼）职心理服务团队。

　　要充分发挥社会层面的社工组织、心理机构、社会工作者在婚姻家庭、社区邻里、心理补救性帮扶、心理辅导服务等业务方面的资源优势，扩大人才队伍的规模。

（四）加强专业人员的专业培训

　　国家卫生健康委、教育厅、医疗机构、事业单位等应当根据区域内心理主动健康人才规模数量设立专项培训经费，设立精神科医生、心理治疗师、社会工作者、志愿者等培训研修基地，建立健全培训体系，制订轮训方案。

　　加强对从业者的培训和规范，为有相关专业背景和培训经历的从业者提供更多的专业知识和技能的培训机会，同时也可以建立相关的从业资格认证体系，对于无相关专业背景和培训经历的人员开展相关的职业培训和认证。增加心理主动健康服务专业人才的实践机会，鼓励相关学校、社区和医疗机构合作。

医疗机构中的心理健康专（兼）职人员每年应接受至少 30（12）学时的精神卫生、心理健康、心理治疗等专业培训，全面提升心理疾病识别诊断治疗、心理测量、心理治疗、心理咨询、危机干预等专业能力。

教育系统根据需要制订适合本系统的心理健康专（兼）职教师的专业培训方案。高校要对新入职的辅导员、研究生导师开展心理健康教育基本知识和技能全覆盖培训，对所有辅导员每年至少开展 2 次心理健康教育专题培训。中小学校要在班主任及各学科教师岗前培训、业务进修、日常培训等各类培训中，将心理健康教育作为必修内容予以重点安排。支持社会力量、专业医疗机构共同参与教师心理健康教育能力提升。

（五）提高精神心理卫生工作人员薪酬待遇

落实国家关于精神心理卫生工作人员的工资待遇政策，给予精神心理卫生工作人员适当的待遇倾斜和岗位补助，在内部分配统筹中作为重点岗位予以倾斜，并根据精神心理卫生岗位设置情况适当核增绩效工资总量，对符合当地规定的高层次人才单列核定绩效工资，据实发放。

（六）健全职业晋升通道

医疗体系和教育体系应在职称晋升方面对心理健康相关人才给予政策支持和倾斜。例如，目前心理治疗师的资质为由中华人民共和国人力资源和社会保障部、国家卫生健康委员会批准颁发的卫生专业技术资格证书，证书分为初级心理治疗师和中级心理治疗师，还没有心理治疗专项高级职称的晋升通道。建议卫生健康委及各医院对精神卫生相关的从业人员，包括精神科医师、心理治疗师、相关护理人员的职称评审给予适当的倾斜，健全相关职业的职称晋升通道。

教育系统已有不少文件针对心理健康教育教师的职称晋升提出了相应办法，比如，云南省明确表示心理健康教育教师职称评审可纳入思政、德育教师、高等学校辅导员系列或单独评审；甘肃省提到心理健康教育教师职称评审可纳入思政、德育教师系列或单独评审，保障其在绩效考核、评先评优、专业发展等方面与其他专任教师享受同等待遇。具体到各高校，在进行相关职称评审工作时也将心理健康教育教师分到了相应序列，部分高校明确将大学生心理健康教育专职教师纳入专职辅导员类型进行职称评审。

（七）增加心理主动健康服务体系相关的研究工作

鼓励相关科研机构和从业者开展心理主动健康服务相关的研究工作，推动心理主动健康服务领域的发展，并且为未来的人才培养提供更多的实践经验和专业知识。

第五节　心理主动健康服务体系建设保障措施

心理主动健康服务体系建设保障措施是确保该体系有效运行和持续发展的关键。本节将从政策与制度保障、组织与管理保障、资金与资源保障、技术与人才保障、监督与评估保障以及培育推广经验等六个方面，全面阐述心理主动健康服务体系建设的保障措施。通过完善顶层设计、优化资源配置、强化专业支持、创新技术应用和健全评估机制，为构建覆盖全民、高效便捷的心理健康服务体系提供坚实支撑，助力提升公众心理健康水平，促进社会和谐与可持续发展。

一、政策与制度保障

1. 制定相关政策法规
政府应出台相关政策法规，明确心理主动健康服务的地位、目标、任务和保障措施，为体系建设提供法律依据和政策支持。

2. 完善工作机制
建立健全心理主动健康服务的工作机制，包括组织协调机制、信息共享机制、监督评估机制等，确保各项工作有序开展。

二、组织与管理保障

1. 成立专门机构
成立心理主动健康服务体系建设领导小组或专门机构，负责统筹协调、规划指导和监督评估等工作。

2. 明确职责分工

明确各相关部门和单位的职责分工，形成工作合力，共同推进心理主动健康服务体系建设。

3. 加强人员配备

配备足够数量的专业心理服务人员，包括心理治疗师、心理咨询师、心理健康教育教师等，确保服务质量和效果。

三、资金与资源保障

1. 加大财政投入

政府应加大对心理主动健康服务体系建设的财政投入，确保基础设施建设、人员培训、宣传教育等工作的资金需求。

2. 拓宽资金来源

鼓励社会力量参与心理主动健康服务体系建设，如通过社会捐赠、企业赞助等方式拓宽资金来源渠道。

3. 整合现有资源

充分利用现有心理健康服务资源，包括医疗机构、学校、社区等，实现资源共享和优势互补。

四、技术与人才保障

1. 引进先进技术

积极引进国内外先进的心理健康服务技术和方法，提高心理健康服务的科学性和有效性。

2. 加强人才培养

加强心理健康服务人才的培养和引进工作，提高心理健康服务人员的专业素质和服务能力。

3. 开展专业培训

定期开展心理健康服务人员的专业培训和教育活动，提升其专业知识和技能水平。

五、监督与评估保障

1. 建立监督体系

建立健全心理主动健康服务的监督体系，对服务过程、服务质量和服务效果进行全程监督。

2. 开展评估工作

定期开展心理主动健康服务体系的评估工作，评估服务效果、服务满意度等指标，及时发现问题并采取措施优化服务。

3. 强化结果应用

将评估结果作为改进服务质量、优化资源配置的重要依据，推动心理主动健康服务体系不断完善和发展。

六、培育推广经验

心理主动健康服务体系建设经验推广是推动心理健康服务普及的重要环节。首先，需总结成功经验，梳理典型案例并提炼可复制的模式。其次，通过媒体宣传、经验交流会和案例汇编等方式，扩大成功经验的传播范围。同时，开展试点示范，以点带面，辐射带动周边地区。此外，提供专业培训和技术支持，帮助推广地区提升服务能力。最后，建立跟踪评估和反馈机制，持续优化推广策略，确保心理主动健康服务体系建设的有效落地和可持续发展。

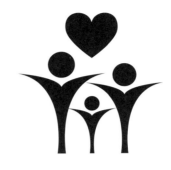

第四章

心理主动健康与心理健康筛查评估

心理健康筛查评估作为一种重要的心理健康管理方法，日益受到重视，并正逐渐被广泛应用于教育、医疗、组织管理等领域。心理健康筛查评估是通过科学方法和工具，对个体心理健康状况进行初步检测和评估，以早期识别心理问题，为后续干预和支持提供依据，是心理主动健康服务体系的重要组成部分。

本章将深入探讨心理健康筛查评估的内涵、意义、方法及应用，旨在为构建科学、高效的心理主动健康服务体系提供理论支持与实践指导。

第一节　心理健康筛查评估的内涵和意义

一、心理健康筛查评估的内涵

（1）早期识别：通过快速、简便的工具（如量表、问卷等）对个体进行初步筛查，识别可能存在心理问题的风险人群。

（2）全面评估：在初步筛查基础上，采用更深入的方法（如访谈、观察等）对个体的心理状态、行为表现和社会功能进行全面分析，明确心理问题的性质和严重程度。

（3）动态监测：根据个体的心理变化，定期更新筛查结果，实现心理健康的动态管理。

（4）个性化服务：针对不同人群（如儿童、青少年、老年人等）设计差异化的筛查方案，提供精准化服务。

二、心理健康筛查评估的意义

1. 心理主动健康服务体系建设的重要基础

（1）早期干预的基石：心理健康筛查评估能够早期识别心理问题，为"早发现、早干预"提供科学依据，避免问题恶化。

（2）预防为主的核心：通过定期筛查评估，推动心理健康服务从"被动治疗"向"主动预防"转变，契合心理主动健康的理念。

（3）资源优化的依据：筛查评估结果为心理健康资源的合理配置提供数据支持，确保服务的高效性和针对性。

（4）推动多部门协作的重要纽带：心理健康筛查评估需要政府、教育、医疗、社区等多部门协作，为心理主动健康服务体系的跨部门联动提供实践基础。

（5）促进技术应用与创新的重要领域：心理健康筛查评估是 AI、大数据等技术在心理健康领域应用的重要场景，可推动心理服务的智能化和精准化发展。

2. 提升公众心理健康水平

（1）增强心理健康意识：筛查评估过程中，公众能够了解自身的心理健康状况，增强对心理健康的重视。

（2）普及心理健康知识：通过筛查评估和反馈，帮助公众掌握心理健康管理的基本技能，提升心理健康素养。

3. 支持政策制定与服务优化

（1）数据支持决策：筛查评估结果为心理健康政策的制定和服务体系的完善提供科学依据。

（2）推动服务改进：通过对筛查评估数据的分析，发现服务中的薄弱环节，推动心理健康服务的持续优化改进。

第二节　心理健康筛查评估的方法

一、心理健康筛查评估的常用方法

心理健康筛查评估方法众多，有传统医学检查方法，也有现代心理测量学技术，还有社会学及其他学科检测手段。多种方法结合使用，使收集的资料更为全面，评估结果更具科学性，从而促使心理健康筛查评估在心理卫生工作中更有价值。

（1）健康史的自我报告。通常采用一些有关既往健康问题的定式报告清单，让受检者自己填写。报告内容主要涉及身心问题、早年心理发展情况及社会功能情况等。这种方式在人群中大面积调查时较为适用。

（2）收集档案记录。对某些特定人群，如某一类型疾病患者、某种职业人群、某一特殊个案的医疗、工作及生活中的情况进行记录收集、整理、分析，以便发现与疾病或健康有关联的资料。

（3）观察法。包括自然观察和标准情境中观察，前者是指在日常生活环境中对受检者行为进行观察，后者是指在特殊的实验环境下观察受检者对特定刺激的反应。

（4）晤谈法。晤谈是一种有目的会话。晤谈在不同学科有不同分类，比如精神病学有入院晤谈、诊断晤谈等；临床心理学有评估晤谈和治疗晤谈。

（5）心理测验。心理测验包括各种评定量表，是心理评估主要的标准化手段之一。

（6）生物医学检查。生物医学检查包括体格检查和各种实验室检测，详见有关医学专著。

二、评定量表的价值

在心理健康筛查评估中，主要运用评定量表进行评估。评定量表具有以下四个方面的价值。

（1）客观。一般每个评定量表都是一定的客观标准，不论是何人在何时、何种条件下评定受评者，均应根据这个标准来收集资料，作出等级评定，因此所得结果比较客观。就他评量表而言，尽管评定者作出的评价是主观的，但其依据来源是真实的，从这种意义上讲，同样具有相当的客观性。这种结果的客观性，为心理主动健康服务提供"早发现、早预防"的科学依据。

（2）数量化。对影响人们心理健康的心理因素和社会因素的描述，如果没有一定的数量，而只有文字描述，那么在不同地点、不同时间的不同观察结果便难以比较。评定量表使观察结果数量化，用数字语言代替文字描述，是研究样本较理想的人组指标和研究因素的变量形式，有助于分类研究，以便于将观察结果作统计学处理和计算机分析，使研究的结果表达更符合科学要求。这种数据的数量化，为心理主动健康政策的制定和服务体系的优化提供科学依据。

（3）全面。评定量表的内容全面、系统且等级明确。用它来观察受评者、收集个体一般资料、评价个体心理卫生各个方面、估计防治效果等，通常不会遗漏重要内容。其功能相当于一份详尽的观察和晤谈大纲，能协助评定者发现其他评估方法（如观察法、晤谈法等）所遗漏的内容，并弥补如心理测验等方法的不足之处。此外，评定量表适用范围几乎涉及心理卫生状况的所有侧面，各种心理卫生调查和各种研究心理与社会因素对人类健康的课题均可应用。评定量表内容的全面性，是开展心理主动健康服务的基础。

（4）经济方便。评定量表能够广泛运用的一个重要原因是各类人员较易学会操作方法，且不需要特殊器材和条件，完成每一份量表评定通常只需 10 ～ 30 min，省时、省力、省钱，评定者和受评者一般都乐意接受。这种低成本的测评方式，有利于推动心理主动健康服务的普及。

三、心理健康筛查评估流程

（一）准备阶段

在准备阶段，需要确定评估对象，根据对象选择适合的评定量表，安排好所需场地和材料，培训施测人员，确保评估工作的规范性和有效性。

1. 普通人群

1948 年，世界卫生组织提出健康不仅仅是没有疾病和虚弱，而且是生理、心理和社会上的完好状态。个体的健康应该是生理健康、心理健康和社会健康的总和。许军等人基于世界卫生组织的健康定义，顺应生物医学模式向生物 - 心理 - 社会医学模式，以及健康测量从一维到多维、从群体到个体、从负向到正向的转变，吸收人文科学的最新成果，从生理、心理和社会三个方面筛选自测健康评价指标，建立了适合我国国情和文化背景的自测健康评定量表（self-rated health measurement scale，SRHMS）。该量表能比较直观、全面、准确地反映自测健康的真正内涵。

（1）SRHMS 的内容。

SRHMS 由 10 个维度，48 个条目组成，涉及个体健康的生理、心理和社会三个方面，具体为：

生理健康：身体症状与器官功能、日常生活功能、身体活动功能。

心理健康：正向情绪、心理症状与负向情绪、认知功能。

社会健康：角色活动与社会适应、社会资源与社会接触、社会支持。

（2）SRHMS 的应用价值。

可用于 14 岁以上各种人群（尤其是普通人群）的健康状况评价；可用于临床医疗效果评价和社区卫生保健服务评价。临床患者的健康状况的改变是评价治疗效果的标准，SRHMS 是监测患者健康变化的有效工具。临床医生可应用 SRHMS 对各种疾病患者进行健康测量，得到的健康信息可以作为医院病案内容的组成部分，以便在治疗过程中对患者的健康状况进行跟踪研究。在提供社区卫生保健服务的过程中，全科医生把 SRHMS 的测量结果作为建立个人、家庭健康档案的基础资料，以便及时了解社区一般人群的健康状况，跟踪研究社区慢病患者的健康变化，为卫生保健服务提供定量化的健康参考信息。

可用于卫生决策部门、各类保险业和职业适性检测。卫生决策部门可采用 SRHMS 对人群的健康状况进行监测，评价临床医疗和社区卫生服务的效果，评估不同疾病的相关负担和卫生费用，研究影响人群健康的主要因素及健康促进的可能方案，从而为卫生部门制定相应的卫生保健政策，合理配置卫生资源提供定量化的参考数据。SRHMS 操作简单，且经济实用，可广泛应用于各类保险业，如医疗保险、养老保险、人寿保险等。保险业可应用 SRHMS 定量评估各类人群的健康基本情况，结合成本效益分析，为确定相应人群的投保资金的基线值提供量化依据。劳动人事部门在选拔人才时，可采用 SRHMS 了解人才的健康状况，进行初步的职业适性检测，从生理、心理和社会多个角度，选拔出行业所需要的人才。

扫码阅读 SRHMS 全文及评分方式

2. 疾患者群

症状自评量表，又称90项症状清单（symptom checklist 90，SCL-90），涵盖广泛的精神病症状学内容，包括思维、情感、行为、人际关系、生活习惯等。SCL-90在临床实践中常用于评估各种精神疾病、心理障碍和心理问题，也用于评估治疗效果和病情跟踪。SCL-90可以得出总体的心理症状严重程度指数，反映个体的心理健康状况。SCL-90包括9个因子，每一个因子都反映出患者某方面症状的痛苦情况，通过因子分可了解症状分布特点。9个因子具体如下：

（1）躯体化。主要反映身体不适感，包括心血管、胃肠道、呼吸等系统的主诉不适，头痛、背痛、肌肉酸痛等躯体症状，也可表现为焦虑相关的躯体化表现。

（2）强迫症状。主要指那些明知没有必要，但又无法摆脱的无意义的思想、冲动和行为，还有一些比较一般的认知障碍的行为征象。

（3）人际关系敏感。主要指某些个人内心的不自在与自卑感，特别是与其他人相比较时更加突出。在人际交往中的自卑感、心神不安、明显不自在，以及人际交流中的自我意识、消极的期待亦是这方面症状的典型原因。

（4）抑郁。以苦闷的情感与心境为代表性症状，还以生活兴趣的减退、动力缺乏、活力丧失等为特征，反映失望、悲观及与抑郁相联系的认知和躯体方面的感受。另外，还包括有关死亡的思想和自杀观念。

（5）焦虑。一般指烦躁、坐立不安、神经过敏、紧张及由此产生的躯体征象，如震颤等。测定游离不定的焦虑及惊恐发作是本因子的主要内容，还包括一项躯体感受的项目。

（6）敌对。主要从三个方面来反映敌对的表现，即思想、感情及行为。其项目包括厌烦的感觉、摔物、争论直到不可控制地暴发脾气等方面。

（7）恐怖。恐惧的对象包括出门旅行、空旷场地、人群，或公共场所和交通工具。此外，还有反映社交恐怖的一些项目。

（8）偏执。围绕偏执性思维的基本特征而制订，主要指投射性思维、敌对、猜疑、关系观念、妄想、被动体验和夸大等。

（9）精神病性。反映各式各样的急性症状和行为，通常被视为不典型或非特异性的精神病性表现。此外，也可以反映精神病性行为的继发征兆和分裂性生活方式的指征。

除上述 9 个核心因子外，还包含睡眠问题、饮食问题、内疚感等未分类症状。

扫码阅读 SCL-90 全文及评分方式

3. 儿童及青少年

Achenbach 儿童行为量表是众多儿童行为量表中使用较多、内容较全面的一种。这一量表主要用于筛查儿童的社会能力和行为问题，适用于 4～16 岁的儿童及青少年，分为家长填的表格、老师填的表格和智龄 10 岁以上儿童自己填的表格，其中家长填的表格使用最多。

Achenbach 儿童行为量表内容分三部分：

（1）一般项目：姓名，性别，年龄，出生日期，民族，填表日期，年级，父亲职业（工种），母亲职业（工种），填表人（父、母、其他）。

（2）社会能力：包括参加体育运动情况、课余爱好、参加集体（组织）情况、课余职业或劳动情况、交友情况、与家人及其他小孩相处情况、在校学习情况等七大类。

（3）行为问题：分为焦虑（抑郁）、退缩（抑郁）、躯体主诉、违纪行为、攻击行为、社交问题、思维问题、注意力问题等八大类问题。

扫码阅读 Achenbach 儿童行为量表全文及评分方式

4. 其他情况

根据个体或团体所处的不同状态、不同评估目标，还可以选择多种符合需求的量表，例如：

（1）抑郁自评量表（self-rating depression scale，SDS），用于衡量抑郁患者抑郁状态的轻重程度及其在治疗中的变化。

（2）焦虑自评量表（self-rating anxiety scale，SAS），用于评估焦虑患者的主观感受。

（3）匹兹堡睡眠质量指数（Pittsburgh sleep quality index，PSQI），适用于睡眠障碍患者、精神障碍患者的睡眠质量评价、疗效观察，一般人群睡眠质量的调查研究，以及睡眠质量与心身健康的相关性研究。

（4）Conners 儿童行为问卷，是筛查儿童行为问题（特别是多动症）用得最为广泛的量表。

（5）生活事件量表（life event scale，LES），对精神刺激进行定性和定量评估，分别观察正性（积极性质的）、负性（消极性质的）生活事件的影响作用。

（6）简明精神病量表（brief psychiatric rating scale，BPRS），是一个评定精神病性症状严重程度的他评量表，适用于具有精神病性症状的大多数重性精神病患者，尤其适用于精神分裂症患者。

（二）实施阶段

心理健康筛查评估的实施阶段包含以下四个步骤：

（1）收集受测者信息：收集受测者的基本信息，如姓名、年龄、教育背景等。

（2）施测者作出说明：施测者向受测者解释测评的目的、流程和保密性，确保受测者理解并同意参与测评。

（3）受测者进行测评：按照测评量表的指导准确地进行测试。

（4）数据记录和分析：记录测评数据并进行统计分析。一般通过信息技术手段实现数据的收集、统计、保存和管理。

（三）结果解释和反馈

专业的心理健康筛查评估人员在进行结果解释和反馈时，需要遵循相关的伦理准则和法律法规，需要具备充分的专业知识，为受测者提供科学严谨的解释，同时保护受测者的隐私和权益。这一阶段包含两个部分的工作：

（1）结果报告：编写评估结果报告，包括受测者的基本信息、测试结果、分析和建议。

（2）结果解释：向受测者解释测试结果，回答可能的问题，并提供支持和建议。

第三节　心理健康筛查评估的应用

一、个人心理健康档案

通过心理健康筛查评估收集的资料，心理主动健康服务团队为服务对象建立个人心理健康档案并进行维护，旨在记录个体的心理健康信息，以支持个性化的心理健康服务和治疗。档案包含个体的基本信息、心理评估结果、诊断信息、治疗记录、药物使用情况、病史等内容。个人心理健康档案是重要的评估工具，可以帮助提供个性化的心理健康服务，监测个体的心理健康状况，评估治疗效果，并促进康复和预防复发。通过细致记录和管理个人心理健康档案，可以更好地支持个体的心理健康需求，促进其健康和幸福。

（一）个人心理健康档案的重要性

（1）个性化治疗：通过详细记录个体的心理健康信息，可以制订个性化的治疗方案，更好地满足个体的需求。

（2）监测状况：档案记录可以帮助专业人士监测个体的心理健康状况，及时发现问题并采取相应措施。

（3）评估效果：记录治疗过程和效果有助于评估治疗效果，调整治疗方案，确保治疗的有效性。

（4）促进康复：个人档案可以帮助个体更好地了解自己的心理健康状况，配合治疗进程，促进康复和健康生活方式的建立。

（5）预防复发：通过档案记录，可以识别个体的风险因素，制订预防复发的计划，降低心理健康问题的再次发生率。

（6）提高生活质量：个体通过监控自身心理健康状况，更好地了解自己的情绪变化、压力来源等，从而学会有效地管理情绪、压力，提高自我调节能力和生活质量，增强幸福感和满足感。

（7）促进自我成长：个人档案可以激励个体主动参与心理健康维护和干预过程，做自己健康的第一责任人，有助于提高个体的自我意识和自我认知，使个人更清楚地了解自己的需求、限制和潜力，促进个体不断提升自我，实现心理健康与个人成长的良性互促。

（二）个人心理健康档案的内容

（1）个人基本信息：姓名、性别、年龄、联系方式等基本身份信息。

（2）心理评估结果：包括各种心理评估工具的评估结果，如SCL-90、自测健康评定量表等。

（3）心理诊断：专业心理健康专家对个体的心理诊断结果，如焦虑症、抑郁症等。

（4）治疗记录：记录个体接受的心理治疗情况，包括治疗方式、治疗内容、治疗进展等信息，用于评估治疗效果和调整治疗方案。

（5）用药记录：记录个体接受的药物治疗情况，包括药物名称、剂量、用药频率等信息。

（6）心理健康问题的发展历程：描述心理健康问题的发展过程，包括既往心理健康问题、治疗经历、初次出现的时间、症状变化的情况等。

（7）心理健康问题的起因：分析可能导致心理健康问题的原因，包括生理因素、心理因素、社会因素等。

（8）心理健康问题的触发因素：分析可能导致心理健康问题加重或复发的因素，如压力事件、情绪波动等。

（9）心理健康目标和计划：制订的个体心理健康目标和个性化治疗计划。

（10）心理健康问题的应对经验：记录个体在应对心理健康问题过程中遇到的困难和挑战，以及如何克服的经验。

（11）心理健康问题的应对策略：记录个体应对心理健康问题的方式，包括应对技巧、自我调节方法等。

（12）危机干预计划：如有必要，记录个体的危机干预计划，包括应对危机的措施和紧急联系人方式。

（13）家庭和社会支持信息：家庭情况、社会支持系统、重要人际关系等。

（三）个人心理健康档案的管理和隐私保护

在建立和管理个人心理健康档案时，需要注意以下七点。

（1）信息安全：保护个人隐私和信息安全至关重要。采取必要的措施确保档案信息不被未授权人员获取。

（2）合规性：遵守相关法律法规和伦理准则，确保档案管理符合法律要求。

（3）准确性和完整性：确保档案信息的准确性和完整性，及时更新信息以反映个体的最新情况。

（4）权限控制：对档案信息的访问和修改设置权限控制，确保只有授权人员可以查看和修改档案信息。

（5）信息共享和沟通：在合适的情况下，确保档案信息可以被相关专业人员共享和沟通，以提供更好的心理健康服务。

（6）备份和恢复：定期备份档案信息，确保信息丢失时可以及时恢复。

（7）定期审查和评估：定期审查档案信息的完整性和准确性，评估档案管理的效果和改进空间，确保档案信息的质量和有效性。

二、心理健康筛查评估在医疗机构的应用

心理健康筛查评估在医疗机构的应用是为了更快地发现患者的心理健康问题，提供及时的干预和支持，促进康复和预防复发。

（一）实施方法

以下是一些具体的方法和步骤，可以帮助医疗机构有效地应用心理健康筛查评估。

1. 制订评估标准和流程

确定评估对象：可以根据病史、症状、就诊目的等因素筛选需要进行心理健康筛查评估的患者。不仅仅是就诊于精神科或心理科的患者需要评估，身体疾病常常引起心理健康状态的波动，因此建议也对其他科的患者进行心理评估。

制订评估流程：设立清晰的评估流程，包括评估时间、频率、方法、评估工具的选择等，确保评估工作的规范性和有效性。

2. 选择适当的评估工具和方法

根据患者的情况和需要，选择合适的心理健康评估工具，如 SCL-90、临床晤谈等，进行系统化的评估。

3. 建立完整的档案记录

建立完整的心理健康档案，记录患者的评估结果、诊断、治疗计划、进展等信息，以便跟踪患者的心理健康状况和评估治疗效果。

4. 分析结果和确定诊断

分析评估结果，根据收集到的信息和数据，确定心理诊断，明确患者的心理健康问题或疾病。

5. 制订治疗计划

基于评估结果和诊断，考虑患者的心理特点和需求，制订个性化的治疗计划，包括药物治疗、物理治疗、心理治疗、康复计划等，帮助患者恢复健康。

6. 协同医疗团队

通过共享患者的心理健康档案，促进医疗团队之间的协作与沟通，帮助不同专业的医护人员更好地了解患者的心理状况，共同制订综合治疗方案。

7. 监测治疗效果

医疗机构可以通过分析患者的心理健康档案数据，监测治疗效果和患者的心理健康状态变化情况，及时调整治疗方案，提高治疗效果。

8. 提供心理教育和支持

为患者和家属提供关于心理健康问题的宣教，帮助他们了解疾病的性质、治疗方法和预后，提高治疗依从性。心理评估结果也可以帮助医护人员更好地了解患者的心理需求，提供相应的心理支持和辅导，帮助患者更好地应对疾病和治疗过程中的心理压力。

（二）推广策略

构建心理主动健康服务体系，需要许多医疗机构的参与，以下策略可以帮助医疗机构有效地推广心理健康筛查评估。

1. 制订推广计划

设定明确目标：确定推广心理健康筛查评估的具体目标，如提高心理健康问题的发现率、改善治疗效果等。

制订策略和时间表：设计详细的推广策略和时间表，包括培训计划、资源分配、推广活动安排等，确保推广工作有序进行。

2. 培训和教育

医护人员培训：提供相关培训和教育，包括心理健康筛查评估的原理、操作流程、评估工具的使用等，提高医护人员的理解能力和技能。

领导层支持：确保医疗机构的领导层对心理健康筛查评估的重要性有清晰的认识并支持，促进推广工作顺利进行。

3. 制订标准化流程

建立流程和标准：制订标准化的心理健康筛查评估流程，明确筛查对象、时间、频率、方法等，确保筛查工作的规范性和有效性。

选择评估工具：确定适合的评估工具和方法，如 SCL-90、临床晤谈等，进行系统化地评估，全面了解患者的心理健康状况。

4. 利用信息技术支持

建立电子化系统：结合信息技术，建立电子化的心理健康筛查评估系统，提高信息管理的效率和便捷性，支持数据记录和分析。

数据分析和监测：利用系统收集的数据进行分析和监测，评估效果和效率，及时调整和改进工作模式。

5. 宣传和推广

内外宣传：在医疗机构内部和外部进行宣传，向医护人员、患者及社区宣传心理健康筛查评估的重要性和作用，促进不同群体心理健康意识的提高。

分享成功案例：分享成功的应用案例，让更多人了解心理健康筛查评估的价值，鼓励医疗机构广泛应用。

6. 持续改进和评估

持续改进：定期评估和调整心理健康筛查评估的实施效果，根据反馈意见和数据结果，持续改进工作模式。

建立反馈机制：建立患者和医护人员的反馈机制，收集意见和建议，及时解决问题，提升服务质量。

三、心理健康筛查评估在学校的应用

心理健康筛查评估在学校中的应用可以带来多方面的好处，既有助于提升学生的心理健康水平和促进学生全面发展，也有助于学校提供更有效的心理健康服务，营造更健康的教育环境。

（一）实施方法

1. 早期发现和干预

学校可以建立学生的心理健康档案，记录学生的心理评估结果、心理问题、个性特点等信息，有助于早期发现学生可能存在的心理问题，并及时进行干预和支持。

2. 个性化辅导和支持

基于学生的心理健康档案，学校可以为每个学生提供个性化的心理辅导和支持，满足学生不同的心理需求，促进学生全面发展。

3. 监测心理健康状况

定期对学生进行心理健康筛查评估，监测学生的心理健康状况和变化趋势，帮助学校了解学生群体的整体心理健康水平，及时采取措施。

4. 提供个性化教育服务

学校可以根据学生的心理评估结果提供个性化的教育服务，包括情绪管理培训、青春期心理健康教育等，帮助学生更好地适应学习和生活。

5. 促进家校合作

心理健康档案也可以促进家校合作。家长可以通过心理健康档案了解学生的心理健康状况，与学校共同关注学生的心理健康，共同为学生提供支持和帮助。

6. 评估心理健康项目效果

学校可以通过分析学生的心理健康档案数据，评估心理健康项目的效果和成效，为未来的心理健康服务改进方向提供参考。

（二）推广策略

1. 建立筛查评估团队

成立专门的心理健康筛查评估团队，包括心理健康专家、教师、辅导员等，负责筛查工作的规划和实施。

2. 制订筛查评估计划和流程

制订清晰的筛查评估计划，包括筛查评估对象、时间安排、筛查评估方法、评估工具的选择等。

3. 提供培训和支持

对工作人员进行培训，包括心理健康评估方法、评估工具的使用、干预技巧等，以提高他们的专业水平。提供必要的支持和资源，如评估工具、培训材料、专业指导等，以帮助筛查评估团队顺利开展工作。

4. 宣传和推广

开展宣传活动，向学生、家长和教职员工介绍心理健康筛查评估的重要性和作用，提高大家对心理健康的关注和认识。利用校园资源：通过在校园内张贴宣传海报、举办讲座、组织活动等，吸引更多人参与和支持心理健康筛查评估工作。

5. 与专业机构合作

与当地心理健康机构、医疗机构等建立合作关系，共同推动心理健康筛查评估工作的开展，分享资源和经验。

6. 家校合作

主动与家长沟通合作，让他们了解学校的心理健康筛查评估工作，鼓励他们参与和支持学生的心理健康发展。

7. 持续评估和改进

定期评估心理健康筛查评估工作的实施效果，包括发现率、干预效果、参与率等指标。根据评估结果，及时调整和改进筛查评估方法和流程，以提高服务质量和效果。

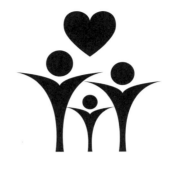

第五章

心理主动健康科普教育

心理健康是个人全面发展和社会和谐稳定的重要基石。随着现代社会节奏的加快和生活压力的增加，心理健康问题日益凸显，焦虑、抑郁等心理疾病的发病率逐年上升。然而，由于对心理健康的认知不足和社会对心理问题的偏见，许多人在面对心理困扰时往往选择回避或忽视，导致问题进一步恶化。因此，心理健康教育与科普的重要性不言而喻。建设健全的心理主动健康教育与科普体系，不仅是解决当前人民群众心理健康问题的迫切需求，也是实现全民心理健康的长远目标。这一体系涵盖多个层面，通过多样化的教育形式和科普手段，将心理健康知识普及到社会的每个角落。通过主动的心理健康教育与科普，能有效减少心理问题的发生，提升社会的整体心理健康水平，为个人的幸福生活和社会的和谐发展奠定坚实基础。

第一节　心理健康科普教育的现状和挑战

近年来，我国心理健康科普教育工作取得了显著进展，发展呈积极态势，但也面临一些问题和挑战。

一、心理健康科普教育所取得的成果

（一）重视加强

我国政府高度重视心理健康科普教育事业，提供了政策和财政支持，出台了相关法规和规划，为科普活动的开展营造了良好环境。《"健康中国2030"规划纲要》提出："加大全民心理健康科普宣传力度，提升心理健康素养。加强对抑郁症、焦虑症等常见精神障碍和心理行为问题的干预，加大对重点人群心理问题早期发现和及时干预力度。加强严重精神障碍患者报告登记和救治救助管理。全面推进精神障碍社区康复服务。提高突发事件心理危机的干预能力和水平。到2030年，常见精神障碍防治和心理行为问题识别干预水平显著提高。"

（二）人员增加

在心理科普教育人才队伍建设方面，我国也取得了显著成果。随着心理学事业的发展，越来越多的专业人士认识到，想要普及心理学知识，就需要不断让民众认识到心理健康在生活中的重要性。基于这样的认识，一支支高素质的科普教育人才队伍逐渐成形，他们通过创作科普作品、开展科普活动等方式，为公众提供优质的心理学科普教育服务。

（三）内容丰富

为了满足公众对科普知识的需求，我国心理健康科普教育内容不断丰富，使得科普教育工作更加贴近公众的生活和实际需求，并出现娱乐化、社交化的趋势。比如近年来人们热衷讨论的"MBTI"，已经成为多数年轻人必备的社交标签。

（四）传播更广

互联网的发展也为心理健康知识的普及带来了新的助力。网络媒体如网站、微博、微信公众号等也成为科普传播的重要平台。这些渠道的多时段、多地域、多人群覆盖使得信息能够更广泛地传播给公众，提高了心理学科普教育的传播效率、拓宽了心理健康知识的覆盖范围。互联网上的各种图文、视频等，只要有手机、电脑等设备就可以看到，为公众提供了更加便捷、灵活的接收方式。

二、心理健康科普教育所面临的挑战

（一）乡镇心理健康科普教育工作投入不足

乡镇医院对科普教育工作的重视不够，科普教育经费占比偏低，未配备相应岗位，限制了心理科普教育工作的深入开展和科普内容的创新。尽管我国心理健康科普教育取得了一定进展，但乡镇的覆盖率仍需提高。

（二）心理健康科普工作的市场化问题

随着市场经济的发展，一些商业培训机构开始涉足心理健康科普教育领域。然而，一些机构过于商业化，过分强调利益而忽视专业性和科学性，导致市场上出现了质量参差不齐的心理健康科普教育产品和服务。同时，很多参与心理科普教育的专业人士的主动性和积极性有待提升，心理科普教育社会化协同程度较低。心理学科普教育专业人员应不断创新科普内容和形式，更加贴近公众实际需求。可以通过开展互动性强、趣味性高的科普活动，吸引更多的公众参与到科普工作中来。同时，应加强对网络上的伪心理学科普的打击力度，确保公众能够获取到真实、准确的信息。

因此，提高公众对心理健康的关注和认识，建立心理主动健康科普教育体系已成为一项迫切的任务。

第二节　构建心理主动健康科普教育体系的意义

伴随社会的发展水平不断提高，社会个体意识不断增强，社会组成愈加复杂，面对生存和发展环境的不断改变，人们对美好生活的需要日益增长，在这样一个高压快节奏的社会生活中，保持心理健康成为越来越多人的追求。

"身体是革命的本钱。"从前人们认为只要有健康的身体，人就是健康的，但是人只拥有健康的身体就意味着全面的健康吗？随着我国精神卫生事业的发展，人们逐步认识到"革命的本钱"不仅仅包含健康的身体，还包含健康的心理，前者是"革命"的"硬实力"，后者则是"革命"的"软实力"，二者同为健康的基础，且有着密切的联系。人们在追求幸福生活和非凡成就的过程中，需要具备健康的心理和良好的身体素质。因此，我们不应该等到问题出现之后"亡羊补牢"，而是需要有心理上的主动健康意识。但人们对于心理主动健康的认识往往是不够的，存在着各种知识盲区与偏见，网络上也有各种打着心理科普旗号的"假专家"。这时就需要构建心理主动健康科普教育体系，来正确引导公众。

心理主动健康科普教育，作为社会健康教育中不可或缺的一部分，对于提高公众心理健康意识、预防心理疾病、促进个人成长及维护社会和谐稳定都具有深远的意义。

一、改变公众对心理健康问题的认识误区

心理主动健康科普教育的首要任务是提高公众对心理健康问题的认识和加深对心理健康的理解。由于传统观念的影响，日常生活中人们对心理健康的误区并不鲜见，这些误区可能导致人们对自己的心理状况产生错误的认知，从而影响到人们的生活质量。以下是一些常见的心理健康认识误区。

（一）心理健康问题只是情绪问题

许多人认为心理健康问题仅仅是情绪波动或情绪不稳定的表现，而忽略了心理健康问题的复杂性和多样性。实际上，心理健康问题包括许多方面，如焦虑、抑郁、睡眠障碍、创伤后应激障碍等，这些问题可能涉及个体的情绪、思维、行为等多个方面。因此，不能简单地将心理健康问题归结为情绪问题，而是需要对其进行全面、深入地了解和评估。

（二）只有弱者才会面临心理健康问题

这种观念将心理健康问题与软弱、无能等负面特质联系起来，导致许多人不敢或不愿意承认自己面临的心理健康问题。事实上，每个人都可能面临不同程度的心理挑战，包括情绪压力、生活挫折、人际关系问题等。这些问题并不取决于个体的强弱，而是与个体的生活经历、性格特点、所处社会环境等多种因素有关。因此，应该摒弃这种偏见，正视心理健康问题，并寻求适当的支持和帮助。

（三）心理健康问题只是个人的问题

这种观念将心理健康问题局限于个体层面，而忽略了社会环境对个体心理健康的影响。事实上，社会环境对个体的心理健康有着重要影响，如工作压力、家庭关系、社会支持等，这些因素可能引发或加重个体的心理健康问题。因此，应该从社会层面出发，关注社会环境对个体心理健康的影响，并采取相应的措施来减少这些影响。

（四）药物治疗是解决心理问题唯一的方式

虽然药物治疗在心理健康领域具有重要地位，但是并非所有心理健康问题都需要药物治疗。心理治疗、心理咨询等非药物治疗方式同样重要，它们可以帮助个体了解自己的心理问题，学会应对和调节情绪，提高自我认知和自我管理能力。因此，应该根据具体情况选择适合的治疗方式，而不是一味追求药物治疗。

（五）心理健康问题是不可预防的

这种观念忽略了心理健康问题的可预防性和可干预性。事实上，通过采取积极的生活方式、建立健康的人际关系、学会应对压力等方法，可以有效预防或减少心理健康问题的发生。此外，及时发现和干预心理健康问题，也可以避免心理健康问题加重。

二、预防心理疾病

心理主动健康科普教育的另一个重要作用是预防心理疾病的发生。心理疾病是一种严重的公共卫生问题，不仅给患者带来极大的痛苦和困扰，还给家庭和社会带来沉重的负担。然而，心理疾病的发生往往与个人的心理素质、生活方式、所处环境等多种因素有关。因此，通过心理主动健康科普教育，可以帮助人们了解心理疾病的成因和预防措施，提高自我保护和应对能力。

具体来说，心理主动健康科普教育可以帮助人们从以下三个方面预防心理疾病。

（一）提高心理素质

通过教育和培训，帮助人们提高心理素质，增强应对压力和挑战的能力，具体包括学习情绪管理、压力应对、人际交往等技能，以及培养积极的生活态度和健康的生活方式。

（二）建立良好的人际关系

人际关系是影响心理健康的重要因素之一。通过心理主动健康科普教育，可以帮助人们了解人际交往的规律和技巧，学会如何与他人建立良好的关系，正确认识人际关系中的冲突和矛盾。

（三）营造健康的生活环境

环境因素对心理健康也有很大的影响。通过心理主动健康科普教育，可以引导人们关注自己的生活环境，减少不良因素对心理健康的刺激和影响。例如，减少噪声污染、保持良好的室内环境卫生、避免过度使用电子设备等。

三、促进个人成长

心理主动健康科普教育对于个人的成长和发展具有重要意义。一个心理健康的人能够更好地应对生活中的挑战和困难，提高自己的适应能力，保持积极乐观的心态。通过心理主动健康科普教育，人们可以学会如何调节自己的情绪、提高自我认知、培养积极的生活态度等，从而促进个人成长和发展。心理主动健康科普教育可以从以下三个方面促进个人成长。

（一）提高自我认知

通过心理主动健康科普教育，人们可以更加深入地了解自己的内心世界，了解自己的需求和潜力，从而更好地规划自己的人生和发展方向。

（二）培养积极的生活态度

积极的生活态度是心理健康的重要标志之一。通过心理主动健康科普教育，人们可以学会如何保持积极乐观的心态，面对挑战和困难时能够保持冷静和理智。

（三）增强适应能力

适应能力是现代社会对个人成长的重要要求之一。通过心理主动健康科普教育，人们可以增强自己的适应能力和应变能力，学会更好地适应不同的环境和情境。

四、维护社会和谐稳定

心理主动健康科普教育对于维护社会和谐稳定也具有重要作用。一个心理健康的个体能够更好地融入社会，为社会作出贡献；一个心理健康的社会也能够减少暴力行为、犯罪等社会问题，维持和谐稳定的良好社会氛围。心理主动健康科普教育可以从以下三个方面维护社会和谐稳定。

（一）减少暴力行为和犯罪

心理健康问题往往是暴力行为和犯罪的诱因之一。通过心理主动健康科普教育，可以帮助人们了解心理健康问题对个体行为的影响，减少因心理问题导致的暴力行为和犯罪。

（二）促进社会和谐

心理主动健康科普教育有助于人们建立和谐的人际关系和营造良好的社会氛围。通过教育和培训，人们可以学会如何与他人建立良好的关系，正确认识冲突和矛盾，促进社会和谐稳定。

（三）提高社会文明程度

心理主动健康科普教育也是提高社会文明程度的重要途径之一。通过普及心理健康知识，可以引导人们树立正确的价值观和道德观，提高社会的道德水平和文明程度。

第三节　心理主动健康科普教育体系构建

医院不仅是心理健康问题的主要诊疗场所，也是公众接触心理健康知识的重要窗口，以医院为主体建设心理主动健康科普教育体系具有独特的优势。医院拥有专业的心理健康专家团队和丰富的临床资源，能够提供科学、权威的心理健康知识，并通过实际案例帮助公众更好地理解心理问题的表现和应对方法。此外，医院可以结合患者的实际需求，有针对性地开展心理健康教育活动，如心理健康知识讲座、心理咨询、康复指导等，帮助患者及其家属掌握心理调适技能，同时也能向社会大众普及心理健康知识，减少对心理问题的误解和偏见，从而推动全社会心理健康水平的提升。本节将介绍以医院为主体的心理主动健康科普教育体系建设。

一、心理主动健康科普教育体系建设的目标

（一）提高公众心理主动健康意识

通过向公众普及心理主动健康知识，提高公众的心理主动健康意识和自我保健能力，防患于未然。心理主动健康科普教育需要提升面对心理压力时个人的主观能动性，从多方面入手，根据个人的具体需求，从自身出发，改变心态，缓解焦虑，提升生活幸福感。

（二）提升公众心理健康水平

提升公众心理健康水平是最终目标。心理健康是人们全面健康的重要组成部分，它关乎个体的幸福感、社会的和谐稳定和国家的发展进步。对于个人而言，心理健康能够更好地处理生活中的压力和挑战，拥有更积极的人生态度和更高的生活满意度。心理健康的人能够更好地与他人相处，建立和谐的人际关系，从而拥有更多的社会支持和资源。对于社会而言，心理健康的提升对社会和谐稳定具有重要意义。心理健康问题如果得不到及时的干预和治疗，可能会导致一系列的社会问题，如家庭暴力、犯罪行为、自杀等。通过提升公众心理健康水平，可以减少社会问题的发生，维护社会的和谐稳定。对于国家而言，提升公众心理健康水平也是国家发展的重要保障。一个心理健康的国民群体能够更好地发挥自身的潜力，为国家的发展作出贡献。心理主动健康科普教育是推动公众心理健康水平提升的重要途径。

（三）促进医患和谐

通过积极开展心理科普活动、宣传医院特色等内容，可以提升患者对心理健康的关注，加强医患沟通，增进医患之间的理解和信任，促进医患关系的和谐发展。同时，可以增强患者对医院的信任度和满意度，提高患者就医体验；提升医院的知名度和美誉度，增强医院的品牌形象。

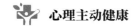

二、心理主动健康科普教育体系建设的原则

（一）科学性原则

心理主动健康科普教育体系的建设必须坚持科学性原则，确保所传播的心理健康知识准确、权威、可靠。在内容选择、形式设计等方面要注重科学性和严谨性，避免误导公众。

（二）通俗性原则

心理主动健康科普教育体系的建设必须注重通俗性原则，将复杂的医学知识以通俗易懂的方式呈现给公众。在表达方式、语言风格等方面要贴近公众生活，让公众易于理解和接受。

（三）多样性原则

心理主动健康科普教育体系的建设应注重多样性原则，采用多种形式和渠道进行科普宣传。例如，可以通过线上平台、线下讲座、发放宣传册等多种形式进行科普宣传，以满足不同人群的需求，提高覆盖率。

（四）互动性原则

心理主动健康科普教育体系的建设应该注重互动性原则，鼓励公众参与心理主动健康科普活动并发表见解。可以通过互动问答、健康咨询等方式加强与公众的互动和交流，增强科普宣传的效果。

三、心理主动健康科普教育体系建设的内容

（一）心理主动健康知识普及

心理主动健康知识普及是医院科普体系建设的核心内容之一，不仅可以增加公众关于心理问题预防知识的储备，还可以针对不同人群的需求制订个性化的科普内容与宣教方式，以满足不同人群的需求。科普内容包括但不限于以下十点。

（1）关注生活中的积极方面，保持积极心态；建立健康的生活习惯，如保持规律的作息时间，保证充足的睡眠、均衡的饮食，以及适度的运动。

（2）学会放松和减压：学会通过深呼吸、冥想、瑜伽等方式来放松身心，缓解压力。

（3）建立良好的人际关系，与家人、朋友及同事保持良好的沟通和互动，分享彼此的生活和感受。

（4）增强归属感和安全感，减轻孤独感和焦虑感。

（5）培养兴趣爱好：参与自己感兴趣的活动和培养一些爱好，如绘画、音乐、运动等，从忙碌的生活中找到乐趣，提升自信心和成就感。

（6）学会接受自己的情绪：学会正视和接受负面情绪，而不是一味压抑。

（7）当感到不安、焦虑或沮丧时，可以尝试向信任的人倾诉或寻求专业帮助。

（8）不断学习和提升自己的知识与技能，有助于增强自信心和应对压力与挑战的能力。

（9）加强自我认识能力，发现自己的潜力和优势。

（10）设定明确、可实现的目标，并为之付出努力，有助于保持动力和方向感，减少迷茫和焦虑。

（二）进行心理服务、政策解读

加大对医院提供相关心理服务的宣传，并开展医疗政策解读活动，向公众普及心理卫生方面医疗政策的相关内容。同时，还可以针对患者关心的医疗问题进行解答和解释，帮助患者更好地理解和接受治疗。

（三）医院特色宣传

医院特色宣传是医院心理主动健康科普体系建设的重要内容之一。医院可以借助自身的专业特长、先进设备和技术等优势，展示医院的文化建设、社会责任，汇聚平台力量，面向公众开展具有本院特色的心理主动健康项目，促进心理主动健康品牌建设，提升医院影响力。

第四节　心理主动健康科普教育宣传平台建设

一、心理主动健康科普教育宣传平台建设的形式

（一）线上科普平台

线上科普平台是医院心理主动健康科普教育体系建设的重要形式之一。可以通过建立医院官方网站、微信公众号、心理主动健康 App 等线上平台向公众传播心理健康知识、心理调适技巧，以及健康生活方式等内容。同时，还可以利用互联网技术开展在线心理咨询、心理健康测评、互动问答等活动，加强与公众的互动和交流，帮助人们更好地掌握主动预防心理问题的方法。

线上科普形式的优势体现在多个方面。

（1）广泛覆盖性：线上科普不受地域和时间的限制，能够同时将心理健康知识传播到全球各地，覆盖更广泛的受众群体。

（2）便捷性：人们可以随时随地通过互联网设备访问线上心理健康科普内容，无论是电脑、手机还是平板，都能轻松获取所需信息，大大提高了心理健康科普教育的便捷性。

（3）互动性：线上科普通常具有高度的互动性，受众可以通过留言、评论、在线咨询等方式与心理健康专家互动，包括提出疑问、分享观点，从而增强心理健康科普教育的参与感，使心理健康知识更具吸引力。

（4）多媒体呈现：线上科普可以利用文字、图片、视频、动画等多种形式呈现心理健康知识，使内容更加生动有趣，易于理解和接受。

（5）更新迅速：线上科普内容的更新速度通常较快，能够及时提供最新的心理健康研究成果和心理问题干预方法，帮助公众获取前沿的心理健康知识。

（6）个性化推荐：基于大数据和 AI 技术，线上科普平台可以根据用户的心理状态、兴趣和需求，为用户推荐个性化的心理健康相关内容，如针对焦虑、抑郁等问题的专项科普，提高科普的针对性和有效性。

（7）隐私保护：线上平台可以为用户提供匿名心理咨询和心理测评服务，保护用户隐私，降低寻求心理健康帮助的门槛。

（8）降低成本：线上科普可以大幅度降低心理健康科普教育内容的制作和传播成本，使更多的心理健康资源得以开发和利用；同时，低成本也有助于提高心理健康知识的普及率和覆盖面。

（9）环保节能：线上科普采用数字化传播方式，无需大量印刷纸质材料，有助于减少纸张消耗和能源消耗，降低环境污染。

（二）线下科普活动

线下科普活动是医院心理主动健康科普教育体系建设的另一种重要形式。可以通过开展心理健康讲座、义诊活动、心理健康筛查等线下活动向公众普及心理健康知识、提供心理健康服务。同时，医院还可以与社区、学校等合作开展心理健康科普宣传活动，扩大心理健康科普宣传的覆盖面和影响力。例如，广西壮族自治区人民医院精神（心理）临床康复中心联合广西心理卫生协会每月定期举办心理公益讲堂，邀请了区内外的心理学专家进行讲授，吸引了大批民众前来，引起了一定的反响。

（三）系统培训项目

通过线下讲座，公众对主动健康理念下的心理健康知识有了初步了解，但随着认知的深入，短期的基础讲授可能已无法满足他们的需求。为此，医院可以进一步开展系统化、连续性的心理健康培训课程，邀请心理学领域的专家针对特定主题进行深入讲解，为希望深入学习心理健康知识的民众提供更丰富的"心理学大餐"。

这些系统培训可以围绕常见的心理问题（如焦虑、抑郁、压力管理等）或针对特定人群（如青少年、职场人士、老年人等）展开，通过理论与实践相结合的方式，帮助民众更深入地理解心理问题的成因、表现及应对策略。同时，培训还可以设置互动讨论环节，鼓励参与者结合自身或身边人的实际经历提出问题，专家现场解答并提供专业建议。这种深入讲解与互动讨论相结合的方式，不仅能够提升公众的心理健康素养，还能帮助他们更好地应对生活中的心理困扰，为解决自身或身边人的心理问题提供切实可行的指导。

（四）举办科普比赛

通过举办心理健康科普比赛，将心理学知识以生动、有趣的形式呈现给公众，激发人们对心理学的兴趣和热情。比赛可以设计为知识竞赛、创意视频制作、心理情景剧表演等多种形式，吸引不同年龄段的参与者，尤其是青年群体。参赛者在准备和参与过程中，不仅能加深对心理健康知识的理解，还能锻炼逻辑思维能力、创新能力和团队协作能力。

（五）科普宣传资料

心理健康科普宣传册等资料是医院心理主动健康科普教育体系建设的重要载体之一。医院可以设计制作内容丰富、形式多样的心理健康科普宣传资料，涵盖情绪管理、压力应对、亲子关系、职场心理等主题。这些宣传资料可以通过医院门诊、病房、社区活动等线下渠道发放，也可以通过线上平台下载和传播。宣传资料的设计应注重图文并茂、通俗易懂，便于公众快速获取实用信息，同时鼓励公众将知识分享给家人、朋友，扩大心理健康科普影响力。

（六）媒体合作

媒体合作是扩大医院心理健康科普影响力的重要途径之一。医院可以与电视台、广播电台、报纸等传统媒体合作，开展心理健康科普专题节目、访谈或专栏，向公众传递权威、专业的心理健康知识。此外，还可以邀请媒体记者到医院采访报道特色科普活动、专家讲座或成功案例，打造医院心理健康科普品牌。

二、心理主动健康科普教育宣传平台建设的保障措施

医院心理主动健康科普教育平台建设是一项长期的、系统性的工程，旨在通过科学、规范、多元化的方式提升公众的心理健康素养。通过加强组织领导、组建专业科普团队、开展针对性培训、建立激励机制以及深化合作交流，医院能够构建一个高效、可持续的科普教育平台。这一平台不仅注重内容的科学性和通俗性，还强调形式的多样性和互动性，确保心理健康知识能够精准、便捷、有效地传递给公众。同时，结合医院实际和公众需求，制定切实可行的实施方案，进一步推动心理主动健康教育的普及与深化，为提升全民心理健康水平、促进社会和

谐发展贡献力量。

（一）加强组织领导

成立专门的心理主动健康科普教育工作小组负责医院心理主动健康科普教育体系建设的规划、组织和实施工作。领导小组应由医院领导、相关部门负责人和专家组成，制订科普工作计划和方案并协调各方资源，强化督促检查，加强医院心理健康科普能力建设，定期开展科普先进典型表彰奖励，确保科普工作顺利开展。

（二）组建专业科普团队

组建一支专业的心理主动健康科普团队负责科普内容的创作、审核和传播工作。科普团队应该由医学专家、心理学专家、科普作家、设计师等人员组成，团队成员须具备专业的心理健康相关知识和良好的创作能力，能够创作出高质量、具有吸引力、通俗易懂的科普作品。

（三）开展针对性培训

开展针对性培训，提高医务人员的科普意识和能力。可以开展科普知识培训、科普技能培训等来提高医务人员的科普水平和能力，使他们能够更好地向公众传播心理健康知识和健康生活方式。

（四）建立激励机制

医院应该建立激励机制，鼓励医务人员积极参与心理健康科普工作。可以通过设立科普奖项、给予科普经费支持等方式表彰优秀的科普作品和科普工作者，激发其工作热情和创造力。

（五）深化合作交流

医院应该加强与其他医疗机构、科研机构、教育部门、心理学相关自媒体等机构的合作与交流，共同推动医院心理健康科普事业的发展。还可以通过开展心理健康科普合作项目、组织心理健康科普交流活动等方式分享心理健康科普资源和经验，提高科普工作的水平和效果，形成多方联动的科普合力。

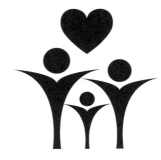

第六章

心理主动健康与心理疾病干预

近年来，我国心理疾病及精神疾病的发病率持续攀升，抑郁症、焦虑症等常见心理障碍和精神分裂症等重性精神疾病患者的数量显著增加，精神心理健康问题已成为影响社会发展和人民生活质量的重要公共卫生问题。心理疾病与精神疾病之间存在密切联系，心理问题若未得到及时干预，可能逐步演变为更严重的精神障碍，而精神疾病患者也常伴随明显的心理疾病症状，二者相互交织，增加了治疗和康复的复杂性。目前，我国在心理疾病干预方面采取了多层次措施，包括药物治疗、心理治疗、物理治疗等，但心理健康服务资源分布不均、专业人才短缺、社会认知度低等问题依然突出，许多患者未能得到及时有效的帮助。与此同时，随着健康中国战略的推进，主动健康的理念逐渐深入人心。心理主动健康强调通过早期预防、心理健康教育、自我调适和健康管理来提升个体的心理韧性，减少心理疾病的发生。本章将讨论心理疾病干预的基础与现状、心理疾病干预的模式创新、心理疾病数据管理与应用，旨在为心理疾病干预的理论研究与实践创新提供新的思路，推动心理健康服务的智能化、精准化与普惠化发展，助力构建覆盖全生命周期的心理主动健康服务体系。

第一节　心理疾病干预的基础与现状

一、心理疾病的常见干预方式

心理疾病的干预方式通常分为心理治疗、药物治疗、物理治疗三大类，具体可根据疾病类型、严重程度及个体需求进行个性化选择。

（一）心理治疗

心理治疗是由专业人员运用心理学理论与方法，通过人际互动过程，帮助个体解决心理问题、改善心理状态、促进人格成长的过程。其核心在于激发个体内在潜能，改变不良认知，缓解负面情绪，纠正错误的行为模式，最终实现心理健康的提升。

现代医学认为，心理疾病的成因是生物因素、心理因素、社会因素的共同作用。药物治疗及物理治疗能够解决心理疾病的生物因素，而心理因素和社会因素则需要心理治疗，才能全面高效地促进疾病康复。心理因素涉及个人的认知、情感、性格等，社会因素涉及家庭环境、人际关系、社会文化等，这些都是心理治疗工作的内容。

1. 精神分析疗法

精神分析疗法（又称心理动力学疗法）由奥地利精神科医生西格蒙德·弗洛伊德于19世纪末创立，是现代心理治疗的奠基性方法之一。

该疗法认为人的心理问题源于潜意识中被压抑的冲突和欲望，这些冲突往往源于童年经历，并通过梦、口误、症状等形式表现出来。在精神分析疗法中，利用自由联想、移情探索、解梦或观察防御机制和感受等技巧，可以帮助治疗师和患者共同揭示潜意识中的冲突、欲望和情感，从而促进心理洞察和症状缓解，促进人格成熟，恢复心理健康。

精神分析疗法通常需长期进行（数月至数年），共分为四个阶段。

（1）建立关系：治疗师通过共情、中立态度与患者建立信任。

（2）冲突呈现：患者逐渐表达潜意识内容，出现移情和阻抗。

（3）领悟与修通：患者理解症状的潜意识根源，尝试改变防御机制。

（4）结束治疗：巩固治疗成果，增强自我应对能力。

2. 支持性心理治疗

支持性心理治疗通过直接的方式来改善症状，维持、恢复或提升自尊、适应技能和心理功能。治疗师要审视患者真实或移情性的治疗关系，以及过去或现在的情绪和行为反应模式，并在治疗中加以使用。支持性心理治疗是基础性的心理治疗模式，治疗师和患者建立积极信任的治疗关系，借助一些心理技术，培养患者健康的防御机制，提高其有效应对困难的能力，改善其人际关系，减轻痛苦，

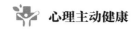

促进心理和社会功能健康发展。

3. 认知行为治疗

认知行为治疗是一种广泛应用于心理治疗领域的有效方法，它基于一个核心观点：我们的情绪和行为并非是由事件直接引发的，而是取决于我们对事件的认知和评价。

认知行为治疗通过帮助个体调整非适应性的思维模式，同时构建积极行为或消除不良行为，从而减少情绪和行为失调，改善心理问题。认知行为治疗是世界上传播最为广泛、使用最多的心理治疗方法之一。

在认知行为治疗过程中，治疗师会与患者一同识别那些不合理的、扭曲的思维模式，比如过度概括、灾难化思维等。例如，一个人因一次工作失误就认为自己"一无是处"，这种认知显然是不合理的。

找到问题思维后，治疗师会引导患者通过一系列技巧，如记录思维日志、进行认知辩论等，挑战并改变这些负面认知。同时，治疗师还会帮助患者建立新的、更积极的思维和行为模式。比如，通过逐步暴露疗法，让害怕社交的人逐渐增加社交活动，在实践中改变对社交的恐惧认知。

认知行为疗法疗程相对较短，效果显著，被广泛应用于抑郁症、焦虑症、强迫症等多种心理障碍的治疗，已帮助无数患者重获健康心理。

4. 人本主义疗法

人本主义疗法是一种以人本主义心理学为基础的心理治疗方法，强调个体的自我实现与成长。它由卡尔·罗杰斯和亚伯拉罕·马斯洛等人创立，反对行为主义和精神分析学派的机械与决定论观点，主张从人的整体人格去理解和解释行为。

该疗法认为，每个人都有自我实现的内在动力，当自我概念与经验不协调时，就会产生心理障碍。治疗的核心在于为求助者创造无条件支持与鼓励的氛围，帮助他们深化自我认识，发现自身潜能，回归本我。

在治疗过程中，治疗师秉持真诚、共情和无条件积极关注的原则，与来访者建立平等的关系，鼓励其自由表达感受，通过自我探索实现自我成长，重塑真实自我，达到自我概念与经验的协调统一。

5. 森田疗法

森田疗法又称禅疗法，由日本慈惠医科大学森田正马教授于 1920 年创立。

"顺其自然，为所当为"是其最重要的原则。"顺其自然"的着眼点在于陶冶疑病素质，打破精神交互作用，消除思想矛盾，让患者接受自己的症状，不要把症状当作自己身心的异物，对症状应当不加排斥和抵抗，带着症状学习和工作。"为所当为"则要求患者控制那些可以控制的事情，努力去做应该做的事，打破精神交互作用，让自己逐步建立从症状中解脱出来的信心。

该疗法认为，神经症症状源于患者对情绪的过度关注与对抗，导致精神交互作用加剧。通过接纳症状、转移注意力至现实生活，患者可打破恶性循环，实现心理康复。

该疗法适用于强迫症、社交恐惧症、焦虑症、疑病症及抑郁症等神经症。治疗过程分为四个阶段。

（1）绝对卧床期：减少外界刺激，观察症状自然变化。

（2）轻作业期：进行简单劳动，培养行动力。

（3）重作业期：增加劳动强度，强化社会功能。

（4）社会康复期：回归日常生活，巩固疗效。

森田疗法不主张直接消除症状，而是通过改变患者对症状的态度（如从抗拒到接纳），促进其心理成长。其核心在于"行动改变认知"，鼓励患者带着症状生活，逐步恢复社会功能。该方法需要在专业指导下进行，疗效因个体差异而异。

6. 团体心理治疗

团体心理治疗是以团体为治疗单位，通过成员间的互动与支持，促进个体心理成长与问题解决的心理治疗方式。

（1）核心特点。

群体动力：成员在团体中相互观察、反馈，形成支持性氛围，激发改变动力。

多元视角：不同成员的经历与观点，为个体提供多维度的反思与启发。

安全实验场：在团体中尝试新行为模式，获得即时反馈，降低现实风险。

（2）治疗过程。

初始阶段：建立信任关系，明确团体规则。

工作阶段：成员分享困扰，通过讨论、角色扮演等方式探索问题根源。

结束阶段：总结收获，规划未来应用。

（3）适用范围。

人际关系问题：如社交焦虑、沟通障碍。

情绪困扰：如抑郁、焦虑。

自我成长：提升自尊、增强适应力。

7. 家庭治疗

家庭治疗是一种将家庭视为整体的心理治疗方式，认为家庭成员间的互动模式、沟通方式及家庭结构等，对个体心理和行为问题有着重要影响。

核心观点认为家庭是一个动态系统，成员间相互影响。当家庭系统出现失衡，比如过度控制、情感忽视、冲突频繁等，就可能导致某个成员出现心理问题，如焦虑、抑郁、行为障碍等。此时，治疗并非只针对个体，而是着眼于整个家庭系统。

在家庭治疗中，治疗师会观察家庭成员的互动，引导他们表达真实感受和需求，改变不良的沟通模式。例如，通过角色扮演，让成员体验他人立场，增进相互之间的理解。同时，还会探讨家庭规则、角色分工是否合理，帮助家庭重新建立平衡。

家庭治疗广泛应用于儿童青少年问题、婚姻问题、家庭危机、物质依赖等。家庭治疗为家庭提供了一个改变和成长的机会，促进家庭成员彼此理解与支持，让家庭重新焕发生机。

8. 催眠疗法

催眠疗法是一种通过引导个体进入高度放松、专注的催眠状态，以解决心理问题的心理干预方法。其核心在于利用人的受暗示性，通过言语暗示等手段，使个体在潜意识层面接受治疗者的引导，从而缓解焦虑、抑郁、恐惧、失眠等心理症状，甚至辅助疼痛管理、戒烟戒酒等行为改变。

催眠疗法通常包括诱导、深化、干预和唤醒四个阶段。在催眠状态下，个体意识狭窄，对外部刺激反应降低，更易接受积极建议。例如，治疗师可通过暗示帮助患者放松身心、重建认知，从而改善睡眠质量或克服恐惧。

（二）药物治疗

精神药物是指主要作用于中枢神经系统影响精神活动的药物。精神障碍的药物治疗目前仍以化学合成药物为主，药物治疗的作用是对出现紊乱或障碍的大脑神经病理学过程进行修复，达到缓解精神病理性症状，改善和矫正病理性的思维、心境和行为等障碍，预防精神障碍的复发，促进恢复社会适应能力并提高患者生活质量。

1. 抗精神病药

抗精神病药又称为神经阻滞剂，此类药物作用于中枢神经系统，主要通过调节多巴胺等神经递质的传递功能，治疗精神分裂症和其他精神病性障碍，以及各种原因引起的精神病性症状，分为第一代（典型）抗精神病药与第二代（非典型）抗精神病药。

2. 抗抑郁药

抗抑郁药是指通过提高中枢神经系统神经递质的传递功能而治疗各种抑郁症状的药物，没有提升正常情绪的作用。主要类别有三环类抗抑郁药（tricyclic antidepressants，TCAs）、SSRIs、5- 羟色胺和去甲肾上腺素再摄取双重抑制剂（serotonin and norepinephrine reuptake inhititors，SNRIs）、去甲肾上腺素能与特异性 5- 羟色胺能抗抑郁药（noradrenergic and specific serotonergic antidepressant，NaSSA），以及单胺氧化酶抑制剂（monoamine oxi-dase inhititors，MAOIs）。

3. 心境稳定剂

心境稳定剂用于治疗躁狂、轻躁狂状态和双相情感障碍的躁狂与抑郁交替、混合发作状态，对反复发作的双相情感障碍有预防复发作用，主要有碳酸锂和一些抗癫痫药物，如丙戊酸盐和卡马西平等。一些第二代抗精神病药也用于治疗双相障碍，特别是躁狂急性期的治疗。

4. 抗焦虑药

抗焦虑药是一类用于减轻焦虑、紧张、恐惧，稳定情绪兼有镇静、催眠、抗惊厥（肌肉松弛）作用的药物，如苯二氮䓬类药物可以快速缓解焦虑、紧张、惊恐。另一类为非苯二氮类的 5-HT$_{1A}$ 受体部分激动剂抗焦虑药，如丁螺环酮、坦度螺酮等。多数抗抑郁药也具有缓慢持久的抗焦虑作用，可用于焦虑障碍的急性期与维持治疗。

5. 镇静催眠药

镇静药能降低中枢神经系统的兴奋性和运动活性，从而起到镇静作用；而催眠药可以使人产生睡意，帮助维持生理性睡眠。镇静催眠药属于中枢抑制剂，在正常治疗剂量范围内使用是相对安全的。镇静催眠药主要有巴比妥类和苯二氮䓬类等传统催眠药物，作用于选择性 γ–氨基丁酸受体的非苯二氮䓬类、褪黑素，以及一些抗抑郁药、抗组胺药、天然药物等。

6. 认知改善药

认知改善药分为两类：一类是精神兴奋剂，可以改善注意力集中障碍，用于治疗儿童注意缺陷多动症，如苯丙胺类药物；另一类是具有改善记忆衰退等神经认知障碍，延缓神经退行性疾病症状发展加重的药物，如用于治疗老年性痴呆症等神经认知损害的药物。

（三）物理治疗

1. 电休克治疗

电休克治疗（electroconvulsive therapy，ECT）是一种用于治疗某些精神障碍的方法，特别是当其他治疗方法无效时。它在全身麻醉下，通过头皮向大脑施加微弱电流，引发短暂的癫痫样发作。现临床上已对传统电休克治疗进行改良，即改良电休克治疗（modified electra convulsive therapy，MECT），是在通电治疗前，先注射适量的麻醉药和肌肉松弛剂，引起患者意识丧失，然后利用短暂、适量的电流刺激大脑，从而达到无抽搐发作而治疗精神病的一种方法。ECT 和 MECT 是目前精神医学界中较安全、无痛苦、疗效特别显著、副作用较少的一种物理治疗手段。ECT 通常用于治疗严重抑郁症、急性躁狂症、精神分裂症等精神障碍。MECT 对木僵、亚木僵、拒食、拒饮患者和抑郁、躁狂、精神分裂、自杀、自残、兴奋躁动患者起效快，治疗效果特别显著。

2. 重复经颅磁刺激治疗

重复经颅磁刺激（repetitive transcranial magnetic stimulation，TMS）是一种非侵入性的神经调控技术。基于电磁感应和电磁转换原理，经颅磁刺激的线圈通电后产生感应电场，线圈周围可产生感应磁场，磁场透过颅骨作用于大脑皮质，具有改变皮质兴奋性、大脑神经元可塑性及调节多巴胺等神经递质释放的作用。当前的研究结果表明，高频重复经颅磁刺激可引起皮质长时程增强样的兴奋性增高，低频重复经颅磁刺激可引起皮质长时程抑制样的兴奋性降低。TMS 治疗的关键参数包括刺激频率、刺激强度、刺激时间、脉冲数量、间歇时间等，可根据治疗的疾病种类及患者的个体差异性等因素组合成多种不同的刺激模式，为临床治疗与科研提供了更加多样的选择。研究表明，TMS 可用于治疗抑郁症、精神分裂症、双相情感障碍、焦虑障碍、睡眠障碍、认知障碍、物质依赖、神经疾病等。

3. 脑深部刺激术

脑深部刺激术（deep brain stimulation，DBS）又称脑深部电刺激术、脑起搏器治疗术，是一种新型功能性神经外科手术方式。通过在脑的深部埋置刺激电极，直接将电刺激施加在与疾病相关的脑区内，刺激的强度、波宽、频率等参数可由脑外的刺激器控制和调整。DBS 可用于治疗难治性强迫障碍、难治性抑郁障碍、神经性厌食、物质依赖、抽动秽语综合征、迟发肌张力障碍等疾病。

4. 经颅直流电刺激

经颅直流电刺激（transcranial direct current stimulation，tDCS）具有改变大脑皮质兴奋性的作用。仪器由一个直流微电刺激器、一个阴极电极和一个阳极电极组成。治疗时，将电极置于特定脑区，刺激器输出 1 ～ 2mA 的微弱直流电，电流从阳极流动到阴极，形成一个环路，一部分电流在经过头皮和颅骨时减弱，另一部分电流则穿过颅骨作用于大脑皮质。因而，它是一种非侵袭性的、利用微电流调节大脑皮质神经细胞活动的技术，通过放置在头皮上的两个电极，以微弱直流电作用于大脑皮质。

5. 光照疗法

自然光照治疗系统是一种通过智能光照顶灯模拟阳光照射的治疗方法。该疗法选取太阳光光谱中有益成分，剔除有害成分（紫外线等），以营造真实的自然光照环境。在治疗过程中，治疗光线经由视网膜的感光细胞，将光信息传递到下丘脑（神经递质分泌脑区），参与人体生物节律系统的调节，其主要作用包括：①调节褪黑素分泌，影响昼夜节律，改善睡眠质量；②维持血清素健康水平，调节情绪、食欲、性欲与能量水平；③刺激神经系统与脑干网状结构，调节营养、代谢、血液循环与内分泌功能。通过这些机制，自然光照疗法能够改善情绪，治疗抑郁症；治疗睡眠障碍，提高睡眠质量；调节昼夜节律，恢复正常生物钟；治疗痴呆症，改善认知和行为功能；缓解多动症状，提升学习和工作效率；提高精神警觉性，增强身体活力；治疗饮食失调，促进健康成长；补充身体每日所需的光照剂量。

二、精神疾病的诊断

心理疾病指个体在认知、情绪、行为等方面偏离正常状态，影响个体的社会适应能力，通常包括神经症（如焦虑症、强迫症）、人格障碍、适应障碍等。精神疾病指由生物、心理、社会环境等多种因素引起的大脑功能紊乱，导致认知、情感、意志和行为等精神活动出现不同程度障碍的疾病，包括重性精神障碍（如精神分裂症、双相情感障碍）、神经发育障碍（如孤独症、注意缺陷多动障碍）、焦虑障碍、抑郁障碍等。二者在病因、症状严重程度及治疗方式上有所不同，但临床中常交叉，均需专业干预。

精神疾病的诊断是一个系统化、科学化的过程，其核心目标是将患者的具体病情纳入疾病分类的某一项目中。这一过程需要医生凭借专业知识和技能，通过面谈、观察和检查（包括实验室检查），对患者的个人、家庭和社会状况进行全面评估，并对其潜在健康问题和生命过程中的重大事件作出临床判断。基于这些判断，医生可以制订治疗计划，通过治疗程序部分或完全解决患者的问题，最终达到治疗目标。

（一）精神疾病诊断的基本原则

1. 全面性原则

精神疾病的诊断需要全面考虑患者的生物、心理和社会因素。医生不仅要关注患者的精神症状，还要了解其躯体健康状况、家庭背景、社会支持系统及生活环境等。

2. 客观性原则

诊断应基于客观的临床观察和检查结果，避免主观臆断。医生需要通过标准化的评估工具（如心理量表）和实验室检查（如血液生化、脑影像学）来支持诊断。

3. 动态性原则

精神疾病的诊断是一个动态过程，可能随着病情的变化而调整。医生需要根据患者的病程演变、治疗反应和随访结果，及时修正诊断。

4. 个体化原则

每个患者的精神疾病表现都具有独特性，诊断应结合个体的具体情况。医生需要考虑患者的年龄、性别、文化背景、人格特征等因素。

（二）精神疾病诊断的基本思路

诊断主要从症状分析开始，越早认识症状就能越早作出诊断、及时治疗。此处以精神障碍的诊断思路为例进行介绍。

（1）发病基础：包括一般资料（如年龄、性别、职业）、家族遗传史、病前性格、既往史等。

（2）起病及病程：发病时间在2周以内者为急性起病；2周以上到3个月为亚急性起病；3个月至2年为亚慢性发病；而2年以上者则为慢性起病。

（3）临床表现：首先要确定患者的精神症状；然后根据症状组合确定综合征，并将每一个症状或综合征与类似现象进行比较，弄清其性质、特点及与心理背景、环境之间的相互关系。通过深入细致地分析、综合判断，形成诊断依据。

（4）病因与诱因：精神科医师在收集病史及进行精神检查、体格检查与实验室检查时，应结合疾病特点和各种检查结果，综合分析，仔细比较，尽可能明确病因。

（三）精神疾病诊断的具体步骤

1. 病史采集

全面收集患者的现病史、既往史、家族史和个人史，重点关注症状的起始时间、发展过程和严重程度。

2. 精神检查

精神检查是指检查者通过与就诊者面对面的访谈，直接观察了解其言行和情绪变化，进而全面评估其精神活动各方面情况的检查方法。精神检查是精神疾病临床诊断中的基本手段，精神检查的成功与否对确定诊断极为重要。通过系统的精神检查，掌握就诊者目前的精神状况，弄清楚哪些心理过程发生了异常、异常的程度如何、哪些心理过程尚保持完好，为诊断提供依据。

常规的精神检查包括与患者的谈话和对其进行观察两种方式。交谈注重患者自身的所见、所闻、所感，观察注重医生的所见、所闻、所感，两种检查方法通常交织在一起使用，密不可分，同等重要，但针对处于不同疾病状态的患者当有所侧重。在进行精神检查时，医生应以亲切、同情、耐心的态度对待患者，缩短医患之间的距离，最大限度地获得患者的配合。

精神检查及其记录内容通常分为一般表现、认识过程、情感活动和意志行为活动四个部分。精神检查基本原则及注意事项：①以患者为中心的交流方式；②尊重和关注患者；③运用沟通技巧；④坚持"三不"原则（精神检查的"三不"原则是"不陷入争辩、不轻易打断、不对患者进行法律和道德评判"）；⑤精神检查时间最好限定在 20 ～ 40 min；⑥采用灵活的交谈方式，鼓励患者自由阐述，适当引导，最好多问开放性问题；⑦学会自我保护，虽只有少数患者存在暴力危险，但在精神检查时，医生应保持足够的警惕性，防范患者可能出现的暴力行为。

3. 躯体检查

全面系统的躯体检查对精神疾病特别是器质性精神疾病的诊断和鉴别诊断十分重要。许多躯体疾病会伴发精神症状，精神疾病患者也会发生躯体疾病。因此，应对怀疑有精神疾病的患者进行如下三方面的全面躯体检查：①高级智能检查；②失语、失用、失认的检查；③一般内科检查和其他神经系统检查。

4. 辅助检查

辅助检查可为精神障碍的诊断和鉴别诊断提供可靠的依据。除血、尿、便常规，以及血液生化、胸片等检查外，应根据患者病史和临床体征，进行有针对性的辅助检查，为某些症状性精神障碍及器质性精神障碍的诊断提供证据支持，指导治疗方案的制订。

5. 心理测量

心理测量是指应用标准化的心理测验或心理量表，在标准情境下，对个体的外显行为进行客观的观察，并将观察结果以数量或类别的形式对个体内在心理特征加以描述的过程，是心理评估最重要的手段之一。广义的心理测量不仅包括以心理测验为工具的测量，还包括用观察法、访谈法、问卷法、实验法、心理物理法等方法进行的测量。

心理测量是心理学研究的必要手段，在实际生活中得到了越来越广泛的应用。然而，需要注意的是，人是不断发展和变化的，心理测量结果仅反映个人在测试时的状况。因此，过分夸大心理测量的效果是不正确的。

三、传统心理疾病干预模式

（一）传统心理疾病干预模式类型

医学模式是人们对健康、疾病、死亡等医学问题的一种思维和行为方式，是人们在与疾病和死亡做斗争的过程中总结出的处理方法和医学观念。被动医疗模式是一种传统的医疗模式，其核心在于患者仅在疾病出现明显症状或在出现健康问题后寻找医疗帮助，而非主动预防或早期干预。医患关系是基于医生帮助患者有效处理健康问题产生的一种社会关系，是由医患双方的社会角色所决定的，表示的是一个双方互动的过程，在此过程中医生和患者各自承担相应的权利和义务。根据医者和患者的地位、主动性强度将医患关系分为以下三种类型：主动－被动模式、指导－合作模式、共同参与模式。

1. 主动－被动模式

主动－被动模式是传统的医患关系模式，主要适用于休克昏迷患者、精神病患者、急性创伤者或难以表达主观意识的患者。这种模式特征是医生对患者采取单向作用，即"为患者做什么"。医生掌握治疗的主动权和决策权，治疗方案主要由医生决定，患者不主动参与治疗过程。这种模式中，医方是主动的，患方是被动的。这种模式有利于充分发挥医生的主导作用和能动性，确保医嘱的有效执行。然而，其弊端在于难以充分了解患者的疾苦和感受，患者对治疗过程的监督作用也被削弱，可能导致误诊、漏诊。这种模式典型地反映了医患之间地位和作用的不平等。萨斯和霍伦德把这种情况下的医患关系视为父母与无助婴儿之间的关系。这种模式也适用于医学知识匮乏、参与意识淡薄、消极被动的患者。在精神科诊疗过程中，监护人对精神疾病知识了解有限，而精神障碍患者又符合《中华人民共和国精神卫生法》中规定的"已经发生伤害自身的行为，或者有伤害自身的危险的；已经发生危害他人安全的行为，或者有危害他人安全的危险的"应当对其实施住院治疗。这种临床诊疗思维不仅符合国家法律规定，同时也保护了患者、监护人的合法权益，以及社会的公共合法权益。

2. 指导－合作模式

指导－合作模式属于现代医学实践中医患关系的基础模型。这种模式中，医生仍占有主导地位，而患者能有条件、有限度地表达自己的意志，但必须接受医生的解释并执行医生的治疗方案，患者"被要求与医生合作"。这种模式的特征是"告诉患者做什么"。与主动－被动模式相比，这种模式的进步意义是显而易见的，因为它有互动的成分，能较好地发挥医患双方的积极性，提高疗效、减少差错，有利于建立信任合作的医患关系。但它的不足是医患双方权利的不平等性仍较大。这种医患关系类似父母与青少年（子女）的关系。这种模式比较适用于精神病患者中求知欲望强烈的神经症性障碍患者，比如诊断为"恐惧症"的患者。当医生准备给患者进行系统脱敏治疗时，医生主要为患者介绍系统脱敏的操作：一是放松训练以及具体的做法；二是建立恐怖的等级层次，包括找出所有使患者感到恐怖的事件；三是将患者报告出的恐怖或焦虑事件按等级程度由小到大的顺序排列，采用五等级和百分制来划分主观焦虑程度，每一等级刺激因素所引起的焦虑或恐怖应控制在较低水平，使得患者能够完全承受或有效应对，而不会对其心理状态或行为产生过度的负面影响。

3. 共同参与模式

共同参与模式是萨斯根据慢性疾病的特征设计的一种技术模式，强调患者在诊疗过程中的积极参与。在精神障碍领域，大部分疾病具有反复发作和病程迁延的特点，因此在疾病诊疗过程中，医患双方会逐渐形成平等合作关系。在这种模式下，医患双方共同参与、积极配合，通过商讨确定治疗目标，并制订治疗计划，患者则将计划付诸实施。在这种模式中，患者不仅需要主动配合治疗，还要进一步参与决策和执行过程，而医生的角色则转变为"帮助患者自救"，即通过指导和支持，帮助患者掌握自我管理疾病的能力。

（二）传统心理疾病干预模式的不足

传统的以治病为中心的干预模式仍存在出一些不足。

1. 忽视患者的需求

患者被视为疾病的载体，医生只关注疾病，仅对生理疾病进行评价、只关注疾病的客观变化过程，诊疗过程机械化、欠缺人性化，过分强调精准的诊断和治疗，而忽视疾病和诊疗措施给患者带来的主观感受。

2. 忽视人的整体性

把患者从具体的人文社会环境中孤立出来，只关注一个系统或一个器官的疾病，片面强调症状和体征的客观意义，而忽视与疾病密切相关的性格、个人经历、经济状况、家庭及社会支持等因素对疾病的影响，制订的诊疗计划仅限于生物学问题的处理，并不能全面促进健康。

3. 造成患者的依从性降低和医患关系紧张

在以疾病为中心的医疗模式下，患者关心的问题得不到及时解答，患者就医需求得不到满足，导致患者对医生的信任度降低，医患关系逐渐疏远，患者依从性也随之降低。医患关系紧张的危害是多方面的，不仅阻碍医疗事业的发展，还对整个社会的和谐稳定产生负面影响。对于医务人员而言，紧张的医患关系会增加他们的工作压力和心理负担，降低工作效率，削弱工作积极性和热情，进而影响他们的服务态度和质量，导致医疗服务水平下降。对于患者来说，紧张的医患关系会导致就医体验变差，甚至可能引发更多的医疗纠纷，形成恶性循环。

近年来，我国卫生服务机构的诊疗能力明显提高，但是，"看病难、看病贵"的问题依旧严峻。人们逐渐意识到，仅仅依靠提高疾病诊疗技术实现全民健康是不可行的，疾病的预防才是促进健康的最关键环节。

第二节　心理主动健康模式下的心理疾病干预模式

在心理主动健康理念的指导下，通过构建青少年心理健康"家庭－学校－医院"协同服务模式和住院患者心理健康分层干预模式，可以实现心理疾病干预模式从被动治疗到主动预防、从单一因素干预到多维度整合的全面创新。

一、青少年心理健康"家庭－学校－医院"协同服务模式

（一）青少年心理健康"家庭－学校－医院"协同服务模式的建立背景

近年来，随着社会经济的快速发展和生活节奏的加快，儿童青少年的心理健康问题日益凸显，已成为全球范围内的重要公共卫生问题。研究表明，青少年时期的心理健康问题不仅会影响其学业、社交和家庭关系，还可能延续至成年，导致长期的心理障碍和社会功能受损。据统计，全球有10%～20%的青少年存在不同程度的心理健康问题，如焦虑、抑郁、行为障碍等，而我国儿童青少年心理

健康问题的发生率也呈现上升趋势,尤其是在学业压力、家庭关系、网络成瘾等方面表现尤为突出。与此同时,心理健康服务的资源分布不均、专业人才短缺、社会认知不足等问题,进一步加剧了儿童青少年心理健康问题的复杂性和干预难度。

在这一背景下,国内外相关机构和组织纷纷提出倡议,呼吁通过多部门协作和跨系统干预来应对儿童青少年的心理健康挑战。

国家卫生健康委联合多部门印发《健康中国行动——儿童青少年心理健康行动方案(2019—2022年)》明确提出,到2022年底要"基本建成有利于儿童青少年心理健康的社会环境,形成学校、社区、家庭、媒体、医疗卫生机构等联动的心理健康服务模式"。世界卫生组织在《青少年心理健康促进和预防干预指南:帮助青少年茁壮成长》中提出,应向所有青少年提供普遍的心理社会干预,采取医疗、教育、青少年保护等多部门协同的干预模式尤为重要。联合国儿童基金会在《2021年世界儿童状况》报告中,呼吁对儿童青少年的心理健康促进需要卫生、教育、儿童社会保护等多部门的跨系统投入与干预。这些国内外的方案和倡议共同表明,青少年心理健康问题的解决不仅需要专业医疗资源的介入,还需要教育系统、家庭支持和社会环境的全方位配合。

基于此,构建一个以"家庭-学校-医院"为核心的协同服务模式,成为推动青少年心理健康发展的关键路径。家庭作为青少年成长的第一环境,其情感支持和功能状态对青少年心理健康具有深远影响;学校作为青少年学习和社交的主要场所,能够通过教育模式和心理学干预为青少年提供心理支持和心理危机预防;医院则凭借其专业的精神医学资源,在心理疾病的诊断、治疗和预防中发挥着不可替代的作用。通过整合家庭、学校和医院的资源,构建多方联动的心理健康服务模式,不仅能够实现早预防、早发现、早干预的目标,还能为青少年提供全生命周期的心理健康支持,助力其健康成长。

(二)青少年心理健康"家庭-学校-医院"协同服务模式的内容

该模式主要从心理健康发展、危机预防、危机干预、精神医疗、功能恢复方面,充分发挥学校、医院、家庭三方面的资源优势,建立三方合作机制,构建本土化的发展性、预防性和治疗性的协同服务模式,帮助改善青少年抑郁,促进青少年心理健康发展(表6-1)。

表6-1　青少年心理健康"家庭－学校－医院"协同服务模式的内容

服务内容	支持体系		
	家庭	学校	医院（或精神卫生机构）
心理健康发展（发展性）	营造健康的家庭氛围；学习心理健康知识	加强学生心理健康教育；提供心理咨询与辅导、心理素质拓展等服务；为家长提供心理健康养育指导	面向师生家长宣传和普及精神卫生知识；为学校心理健康教师提供心理咨询培训；为家长提供心理健康养育指导
危机预防（预防性）	关注孩子的心理状态，及时识别孩子的心理问题	开展心理健康普查，建立心理健康动态档案，干预一般心理问题，应急处理校园公共心理事件等	向学校提供危机预防的经验和建议，以及前瞻性的危机识别援助；为心理健康教师提供临床见习机会，协助学校提升危机评估和干预能力
危机干预（治疗性）	当孩子出现心理危机的时候，与学校保持良好的沟通	进行危机评估，启动危机预案，干预心理危机，协调相关资源，监控舆情等	为当事学生提供精神病理评估等，协助学校与当事学生家属进行沟通
精神医疗（治疗性）	给予孩子陪伴和支持；积极配合学校和医院工作	识别并转介疑似患有严重心理问题或精神疾病的学生；与医院建立绿色诊疗通道；必要时协调家庭资源以最大限度确保学生得到及时医治	为学校心理问题严重或患有精神疾病的学生提供绿色诊疗通道；对就医学生提供诊疗服务，并向学校反馈必要的就诊信息
功能恢复（治疗性）	给予孩子陪伴和支持	提供支持环境，督促服药和复诊，调整学业设置，提供配合治疗的辅助心理咨询等	结合学生临床治疗进度、校园生活和学业状况、心理咨询评估等，提供个性化治疗方案

（三）青少年心理健康"家庭－学校－医院"协同服务模式团队组成

该模式的服务团队由学校领导、心理健康教师、班主任、家长委员会、精神科医生、心理治疗师、心理咨询师、护理人员、心理测评人员、社会工作者等组成，不同体系成员相互支持，协同合作。

学校领导和心理健康教师、班主任对学校的心理健康教育发展内容体系、心理健康筛查机制、心理咨询机制及转介机制进行构建和实施。医院精神科医生、心理治疗师提供技术支持。

学校与医院建立绿色转介通道，学校把患有中重度心理问题的青少年转介到医院精神心理科。精神科医生对其进行评估诊断、药物治疗、物理治疗，心理治疗师为其提供心理治疗、制订咨询治疗计划，定期监督心理状况，护理人员为其建立心理健康档案，并开展与治疗相关的护理工作。

家长委员会配合学校开展家庭教育，学习青少年身心发展规律和科学教养知识，并向青少年科普心理健康知识。家长配合精神科医生和心理治疗师帮助患病青少年更快康复。

（四）成立广西学生心理问题研究中心

在儿童青少年心理健康问题日益突出的背景下，广西学生心理问题研究中心的成立旨在为心理问题学生提供全面、系统的一站式康复服务，同时与中小学建立长期合作关系，构建覆盖预防—干预—康复的全链条心理健康支持体系。该中心不仅关注学生的心理健康问题，还致力于提升学校教师和家长的心理健康素养，形成多方协同的心理健康服务模式。这一模式不仅有助于改善学生的心理健康状况，还能有效降低心理问题的复发率，减轻家庭和社会的负担，为儿童青少年的健康成长保驾护航。

1. 为学生提供一站式康复服务

（1）健康宣讲：定期开展抑郁症等心理问题的健康宣讲活动，帮助学生了解心理健康知识，增强自我认知，提高求助意识。

（2）转介与治疗：为有心理问题的学生提供专业的心理评估和转介服务，确保其能够及时获得精神科医生或心理治疗师的帮助。

（3）复学支持：为经过治疗的学生制订个性化的复学计划，帮助其逐步适应学校生活。

（4）持续性心理支持：在学生出院后，提供长期的心理治疗支持和定期心理评估，确保其心理健康状态持续改善。

（5）家校协调：协调学校与家庭，为学生提供全方位的支持，帮助其恢复心理健康并重新融入社会。

2. 为中小学教师提供专业支持

（1）讲座与辅导：为中小学教师提供青少年心理问题识别、预防、干预及家长工作等方面的讲座和辅导，提升教师的心理健康教育能力。

（2）心理咨询培训：为中小学心理咨询教师提供心理咨询理论技术培训和临床实践机会，提升其专业服务水平。

3. 为家长提供心理健康指导

（1）家长工作坊：定期举办家长心理健康工作坊，帮助家长掌握科学的心理健康养育方法，改善家庭氛围。

（2）家校合作：通过家校沟通平台，帮助家长了解学生的心理状态，形成家校共育的合力。

二、住院患者心理健康分层干预模式

住院患者普遍存在焦虑、抑郁等心理健康问题，且这些问题常与躯体疾病交织，增加诊断和治疗的复杂性。然而，传统心理健康服务存在资源分配不均、干预方式单一等局限性，难以满足患者的多样化需求。构建住院患者心理健康分层干预模式，通过精准筛查、分层干预和全程管理，能够实现早期识别与干预心理健康问题，提升服务的效率和精准性，改善患者整体治疗效果，同时促进医患关系和谐，减轻家庭和社会负担。这一模式不仅能推动心理主动健康服务的系统化发展，还能为心理主动健康理念的落地提供实践路径，对提升区域健康水平、实现健康中国战略目标具有重要意义。

广西壮族自治区人民医院率先进行主动健康探索，积极实践，在推进主动健康实践中形成了主动健康理论体系和实践体系相互融合、相互支撑的发展格局，通过搭建"3+1+2"主动健康信息平台（以下简称主动健康平台），设置五级主动健康中心，构建了较为完善的主动健康服务体系。下面将以广西壮族自治区人民医院为例，依托其主动健康平台，以全院住院患者为基础，设计住院患者心理健康分层干预模式。

1. 指导思想

以健康中国战略为指引，以主动健康理念为核心，紧紧围绕健康广西建设目标，依托广西壮族自治区人民医院在主动健康领域的探索实践，构建以三级医院为引领、二级医院为支撑、社区卫生服务中心为基础的心理主动健康多层级联动机制。通过主动健康平台，整合心理健康服务资源，设计并实施住院患者心理健康分层干预模式，实现精准筛查、分层干预和全程管理。

2. 目标

短期目标：以全院医疗从业人员为基础，以全院患者为基数，以住院患者为重点试验对象；以建设心理健康核心队伍，设定心理健康标准，构建培训体系，扩充师资队伍为目的；以优质服务为品牌，构建五级医疗联动服务体系的基本框架。

长期目标：在自治区卫生健康委、广西壮族自治区人民医院领导的统筹规划下，设定各层级的心理健康标准，建设心理健康核心队伍，构建培训体系，进而扩充师资队伍，打造品牌效应，进而与自治区内兄弟医院、医联体达成合作并开展五级医疗联动服务，进而在全区推广心理主动健康工作模式。

3. 短期目标具体执行

（1）第一阶段。

由广西壮族自治区人民医院主管院领导牵头，以精神心理康复中心、睡眠呼吸中心、认知睡眠中心几个涉及精神卫生方面的科室为主要负责方，建立心理健康核心队伍，并按照主动健康平台设定的患者分级制度，制订培训计划。

培训对象涉及各个科室，要求每个科室选出1～2名心理健康安全员进行心理干预知识培训，以便配合工作及扩充师资队伍。

培训内容主要包括如何对身心障碍性疾病进行识别；如何使用各种心理测评量表；如何使用主动健康平台设定的心理问题严重程度标准对患者进行分类识别；如何与患者进行交流和沟通，以识别患者存在的心理问题，并给予护理；对于心理问题严重的患者，如何请相关科室进行评估、转诊；如何建立科内心理健康学习台账，设立本科室严重心理障碍患者登记本，做好严重心理问题患者的有效管理；等等。

当培训对象考核合格时，可以考虑颁发师资证明，以使其更好地开展心理主动健康推广工作。

（2）第二阶段。

由心理健康核心队伍牵头，由具有师资证明的其他科室成员配合，定期在各科室内进行心理健康知识宣教，最好能够对每位住院患者发放包含心理健康知识、医院心理健康服务的心理健康卡。在宣教的时候做好科内心理健康学习登记，并建议患者使用主动健康App（该App包含睡眠、运动、营养、心理、中医5个板块）进行各项评估，筛选出有心理问题、需要心理干预的患者，登记在严重心理障碍患者登记本上，建议患者至相关科室进行就诊。登记在严重心理障碍患者登记本上的患者，在复诊时，门诊接诊医师要注意关注患者的心理健康状态。

核心队伍可以考虑依托主动健康 App，在 App 上发表心理健康科普文章、视频，甚至线上讲课，以达到更好的心理健康宣教的目的。

（3）第三阶段。

汇总以上两个阶段的工作，建立心理健康档案，并进行标签化分类和归类，逐渐构建广西壮族自治区人民医院的心理健康数据库。

对出院的患者和有相同问题的患者进行随访。如条件允许，可以进行同类患者的团体心理治疗，以促进心理健康。

对各个方面的工作进行小结并汇总，查漏补缺，反复研讨方案可行性。逐渐确定符合广西实际的心理健康标准，构建培训体系，制订并推进面向长期目标的实施计划。

4. 对长期目标的设想

在完成短期目标后，开始着手进行长期计划。

首先，继续完善培训内容，对发现的各项问题进行查漏补缺。

其次，在自治区卫生健康委的统筹指导下，以广西心理健康标准为标杆，对二级医院、社区卫生服务中心进行评估，制订符合对应层次的医院的心理健康标准。

再次，对于有需要的各级医院，帮助其建立心理主动健康服务体系，如进行师资培训、提供远程会诊等。

最后，为保证效果和质量，可考虑在自治区卫生健康委的统筹安排下，定期对各个医院的心理健康工作进行调研。

第三节 构建心理疾病数据全周期管理机制

科学完善的心理疾病数据全周期管理机制，能够有效推动心理健康领域的科学研究与数据收集，并推进心理主动健康服务体系的建设。通过全面的数据采集、分析和管理，可以更准确地了解心理疾病的发病规律、影响因素及治疗效果，为制订更加精准的预防和干预措施提供科学依据。同时，这种机制还能促进跨学科合作，整合医学、心理学、社会学等多方面的研究成果，提升整体研究水平。此外，完善的管理机制还能够支持个性化心理健康服务的发展，根据个体差异提供定制化的心理健康服务方案，进一步提高心理健康服务的质量和效率。

一、心理疾病数据全周期管理机制建设目标

（1）数据驱动科研：建立标准化、多维度的心理疾病数据库，支撑病因学、疗效评估及预防策略研究。

（2）服务精准化：通过数据分析实现个性化心理健康服务，提升干预有效性。

（3）跨学科协同：整合临床医学、心理学、社会行为学、大数据技术等多领域资源，搭建"医－学－工"交叉协作平台，实现心理疾病数据的高效管理与应用。

二、心理疾病数据采集体系建设

1. 多渠道数据采集

建立多元化的数据采集渠道，涵盖医疗机构、社区卫生服务中心、学校、企事业单位等。医疗机构收集患者的临床诊断数据、治疗记录、康复情况等；社区卫生服务中心负责采集居民心理健康筛查数据、心理疾病随访信息；学校着重收集学生心理健康测评数据、心理咨询记录；企事业单位则收集员工心理健康体检数据、心理辅导反馈信息。

2. 规范数据采集标准

制定统一的数据采集标准和规范，明确数据的格式、内容、采集频率、质量要求等。例如，对于心理测评数据，规定统一的测评工具、评分标准和数据录入方式；对于临床诊断数据，统一诊断术语和编码体系，确保不同来源的数据具有可比性和兼容性。

3. 推广智能化采集技术

利用现代信息技术，推广智能化的数据采集工具，如智能手环、移动应用程序等。这些设备和应用程序可以实时采集个体的生理指标（如心率、睡眠质量等）和行为数据（如社交活动、运动情况等），并结合心理测评问卷，实现对个体心

理健康状况的动态监测和数据采集。

三、数据分析与挖掘

1. 建立数据分析平台

搭建专业的数据分析平台，整合各类心理疾病数据。运用大数据、AI 等技术，对数据进行深度挖掘和分析。例如，通过机器学习算法分析心理疾病的发病规律，预测疾病的发生风险；利用数据可视化技术，直观展示心理疾病的流行趋势、影响因素等信息。

2. 开展跨学科研究

加强医学、心理学、社会学等多学科的合作，共同开展心理疾病数据分析研究，从不同学科的角度深入探讨心理疾病的发病机制、影响因素和干预措施，整合各学科的研究成果，为心理疾病的预防和治疗提供更全面、更科学的依据。

3. 建立风险评估模型

基于数据分析结果，建立心理疾病风险评估模型。通过对个体的基本信息、生活方式、心理状态等多维度数据的分析，评估个体患心理疾病的风险等级，并提供相应的预防建议和干预措施。

四、数据管理与安全保障

1. 建立数据管理系统

构建完善的数据管理系统，实现对心理疾病数据的全周期管理，包括数据的存储、备份、更新、检索等。采用先进的数据存储技术，确保数据存储的安全性和可靠性；建立数据索引和检索机制，提高数据的查询效率。

2. 加强数据安全保护

制定严格的数据安全管理制度，加强对数据的访问控制、加密传输和存储保护。对敏感数据进行加密处理，限制数据的访问权限，确保只有授权人员才能访问和使用数据。同时，定期进行数据安全评估和漏洞修复，防范数据泄露等安全风险。

3. 保障数据隐私

严格遵守相关法律法规，保护数据主体的隐私权益。在数据采集、使用和共享过程中，获得数据主体的明确授权，并采取必要的措施保护其个人信息不被泄露和滥用。对于匿名化处理的数据，也要确保无法通过任何方式还原到具体的个人。

五、数据应用与服务体系建设

1. 支持精准预防和干预

根据数据分析结果，为不同人群制订个性化的心理疾病预防和干预方案。针对高风险人群，提供针对性的心理疏导、健康管理等服务；对于有心理疾病的患者，提供精准的治疗方案和康复指导，提升精准治疗的有效性和康复成功率。

2. 促进个性化心理健康服务发展

利用心理疾病数据全周期管理机制，收集和分析个体的心理健康数据，了解个体的心理需求和特点。根据个体差异，提供个性化的心理健康服务方案，如个性化的心理咨询、心理治疗、心理训练等，提高心理健康服务的质量和效率。

3. 推动心理主动健康服务体系建设

整合各类心理健康服务资源，推动心理主动健康服务体系建设。通过数据共享和协同合作，实现心理主动健康服务的全方位覆盖和全过程管理。例如，建立心理主动健康服务网络平台，为公众提供在线心理咨询、心理健康教育、心理测评等服务；加强社区心理主动健康服务中心建设，提供基层心理健康服务和干预。

六、组织与保障措施

1. 成立专项工作小组

成立由政府相关部门、医疗机构、科研机构、企业等成员单位组成的专项工作小组，负责统筹协调心理疾病数据全周期管理机制的建设工作。明确各成员单位的职责和分工，加强沟通与协作，确保各项工作顺利推进。

2. 加强人才培养

加大对心理健康数据管理和分析人才的培养力度，通过开展专业培训、学术交流等活动，提高相关人员的专业素质和业务能力。鼓励高校和科研机构开设相关专业和课程，培养更多的专业人才。

3. 完善政策支持

政府出台相关政策和法规，支持心理疾病数据全周期管理机制的建设。例如，提供资金支持、税收优惠等政策，鼓励企业和社会机构参与数据采集、分析和应用；加强对数据安全和隐私保护的监管，保障数据主体的合法权益。

4. 建立监督评估机制

建立健全监督评估机制，定期对心理疾病数据全周期管理机制的运行情况进行评估和监督。及时发现问题并采取措施加以改进，确保心理疾病数据全周期管理机制的有效性和可持续性。

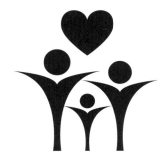

第七章

心理主动健康与心理护理

健康是人类永恒的追求，历代医学发展都紧跟时代与科技进步的步伐。传统的生物－医学模式已逐步演进至生物－心理－社会医学模式，每次变革都深刻反映了其时代背景。随着现代医学模式的转变，心理护理的作用日益受到重视。心理护理作为一门实践性很强的应用学科，已得到普遍认可并广泛应用于临床护理实践。心理主动健康强调个体主动管理心理健康，而心理护理作为其实践载体，通过系统的心理评估、疏导与干预，帮助患者从被动接受护理转变为主动参与健康管理。本章将对心理护理的概述、要点及其在心理主动健康中的实践进行探讨，以期为个性化的心理健康管理策略的制订提供理论依据与实践路径。

第一节　心理护理的概述

一、心理护理的概念

广义的心理护理是指护理人员能给患者心理活动以积极影响的言行举止。狭义的心理护理是指护理人员运用心理学的理论和技能，按照护理程序全面评估、预防和治疗个体或群体的心理问题，进而促进个体将整体健康调控至最适宜状态，实现自我成长和心理健康全面发展的过程。

融合心理主动健康理念的心理护理是一种系统性的、前瞻性的护理模式，以提高全人群健康素养主观能动性为核心，借助健康管理服务云平台，对健康信息及影响因素进行抓取、整合、分析和预测，从各相关领域积极争取一切可能的资源持续改善个体心理健康状态，并对心理健康危险因素采取相应的治疗措施（以非药物治疗措施为主，以必要的药物措施治疗为辅），从而达到机能提高、消除疾病、维持人体处于健康状态的目的。

二、心理护理的特点

1. 个性化

每个人的心理状态和心理护理需求都是独特的，因此心理护理注重根据个体的差异和特点，制订个性化的护理方案。

2. 前瞻性

心理护理不仅仅关注当前的心理状态，更重视对未来可能出现的心理问题进行预测和干预，以防止问题的发生或减轻其影响。

3. 综合性

心理护理涉及多个方面，包括心理咨询、心理治疗、心理教育和心理支持等，从多维度全面促进个体的心理健康。

4. 系统性

心理护理是一个持续的、系统性的过程，涵盖个体从健康到疾病、从预防到康复的整个过程，确保个体在心理健康方面得到系统性、连续性的照顾。

5. 科学性

心理护理以国家相关政策为指导，以心理学的理论和方法为基础，运用科学的评估工具和干预手段，确保护理的有效性和可靠性。

三、心理护理的目的

1. 促进个体的身心健康

通过提高个体的心理素质，引导个体形成合理的生活方式，纠正不良的行为习惯，达到促进身心健康的目的。

2. 提高个体的心理适应能力

帮助个体在面对生活中的压力和挑战时，能够积极应对，保持稳定的心理状态。

3. 提高个体的生活质量

帮助个体在面对困境、挫折和变故时，采用更加积极、有效的应对策略，提高抗压能力。

4. 预防和解决社会问题

心理健康问题常常与社会问题密切相关，通过心理护理，可以预防和解决一些社会问题，促进社会和谐与稳定。

5. 提高生活质量

通过解决个体的心理问题，提高个体的幸福感，进而提高生活质量。

第二节　心理护理的要点

一、心理护理的基本原则

（一）交往的原则

1. 尊重原则

核心：维护患者的人格尊严与自主权，承认其价值观和需求的独特性。

实践要点：①尊重患者的文化背景、宗教信仰和医疗决策权；②使用包容性语言，避免评判性表述。

2. 真诚原则

核心：以一致、透明的态度建立信任关系。

实践要点：①如实告知病情和治疗方案（避免隐瞒或过度承诺）；②承认护理的局限性（如"这个问题我需要咨询医生后再回答您"）。

3. 共情原则

核心：认知共情（理解患者的处境、想法和需求）、情感共情（感受患者的情绪）、行动共情（通过语言或行为回应患者的需求）。

实践要点：①采用主动倾听技术（如反射性回应："听起来您对手术很担心。"）；②通过非语言沟通（点头、眼神接触）传递理解。

4. 平等原则

核心：机会平等（确保所有患者不受社会身份影响，获得同等质量的护理服务）、需求导向（根据个体差异提供差异化支持，实现实质公平）、权力去中心化（打破传统的医患不对称关系，建立伙伴式协作）。

实践要点：①采用协作式沟通（如"我们一起讨论治疗方案"）；②关注弱势群体（如老年患者、残障人士）的特殊需求。

5.边界原则

核心：关系边界（保持治疗关系与社交关系的明确区分）、情感边界（管理移情与反移情的专业处理）、空间边界（物理距离的恰当管理，如避免不当身体接触）。

实践要点：①保持适当的物理距离与心理距离（如不介入患者家庭纠纷）；②明确护理角色的专业性（避免发展为朋友关系）。

6.动态调适原则

核心：从静态护理转向"监测—评估—调整"的持续循环。

实践要点：①根据患者疾病阶段（如急性期—康复期）调整沟通策略；②采用共享决策模型。

（二）启迪性的原则

护理人员在给患者进行心理护理时，应当应用相关学科的知识，对患者进行健康教育，给患者以启迪，提高其对心理健康的认知水平，消除他们对疾病的错误观念，使他们对待心理疾病和治疗的态度由被动转为主动。

（三）针对性的原则

心理护理没有统一的模式，护理人员应当根据每个患者在疾病不同阶段所出现的不同心理状态，分别有针对性地采取各种对策，做到因人而异。为此，护理人员在与患者交往的过程中，要善于观察和交谈，启发患者自述，必要时还可以使用心理测试等手段，及时掌握患者的病情和心理状态。

（四）自我护理的原则

自我护理是一种为了自己的生存、健康及舒适所进行的自我实践活动，包括维持健康、自我诊断、自我用药、自我预防、参加保健工作等。具有良好的自我护理能力是心理健康的表现，有助于患者维持自尊、自信和满足其心理需求。因此，护理人员应启发、帮助和指导患者尽可能地进行自我护理。

二、心理护理的方法论

（一）心理学的方法论

心理护理与临床医学常用的生物学、物理学等方法论有本质区别，即不可能用动物实验等结果解释人的心理活动及其变化，故心理学方法论是心理护理必须遵循的首要原则。心理护理，从观察患者的心理状态，到确定其心理反应的共性规律，都必须在心理学方法论的指导下，应用心理学的方法和技术。

（二）比较文化的方法论

多元文化背景下实施心理护理需考虑个体间心理差异的文化根源，了解各种文化对患者心理活动的制约。因此，比较文化方法论通常具有较普遍的意义，也便于向实践领域推广、应用。例如，东西方女性对乳腺癌根治术的心理反应有显著差异，护理人员所采用的心理干预对策亦截然不同。

我国56个民族的文化背景亦要求实施心理护理要采用比较文化方法论，如长期在少数民族区域工作的护理人员，可根据当地少数民族患者的特点开展心理护理，掌握不同民族区域患者心理活动的规律，使心理护理在少数民族区域获得显著效果。

三、心理护理的分级

借鉴我国临床现有的分级护理模式，根据患者身心状态的严重程度，按轻重缓急来实施心理护理干预。即对有严重心理危机的患者，可类比临床现行分级护理中的特别护理或一级护理，需要投入更多的时间、人力和资源；对心理状态较稳定的患者，可类比二级或三级护理，酌情减少时间、人力和资源的投入，设法调动患者自身的主观能动性。遵循心理护理的分级原则，旨在把有限的心理护理资源优先用于帮助心理危机严重、随时可能发生意外的患者，较大程度地减少心理护理的盲目性，尤其在护理人员少、患者多的条件下，把干预重点锁定在心理危机严重的患者上，避免其得不到及时的干预而发生无可挽回的悲剧。

（一）分级护理的原则

1. 个性化原则

根据个体心理特征制订护理计划，针对每个患者的独特心理需求和特点，制订符合其个性化需求的护理计划。随着患者心理状态的变化，护理策略也需要相应地调整，以保持护理的有效性和针对性。

2. 逐步推进原则

分阶段实施护理计划，根据患者的心理承受能力和治疗需求，将护理计划分为不同的阶段，逐步推进，以确保患者能够逐步适应并积极配合治疗。在每个阶段结束后，及时评估护理效果，并根据评估结果对下一阶段的护理计划进行调整和优化。

3. 安全性原则

在护理过程中，要密切关注患者的情绪变化和心理反应，确保患者的心理安全，避免任何可能对患者造成心理伤害的行为。对于可能出现自伤、自杀等意外事件的患者，要加强安全防范措施，确保患者的生命安全。

（二）心理护理的分级

1. 一级心理护理

一级心理护理指最基础的心理护理，即护理人员不断努力地与患者接触，根据患者透露的信息和应对方式敏锐地了解其心理状态，察觉、鉴别患者的心理护理需求。要求护理人员具有可以倾听、引导患者说出关键问题的最基本的能力。且此水平的心理护理并不会占用很多时间，真正需要心理干预的病例并不多。Keith Nichols 指出，运用一级心理护理应成为一种意识，不仅可提高患者的满意度，还可让护理人员体会到成就感。如果护理人员未能朝着有效评估患者心理状态的方向努力，其照护效果往往不明显。一级心理护理还可为下一步实施信息和情绪方面的护理做准备，也可为心理治疗提供参考。

2. 二级心理护理

二级心理护理是一级心理护理的深入和提高。与患者较多接触后，心理护理人员即由意识到患者的心理需要（包括信息和教育），逐步进入用简略记录方式评估患者的心理状态。护理人员即从经常与患者接触、从事健康照护的人变成患者心理上的"眼睛和耳朵"。整个过程中，特别需要强调的是"一切以患者为中心"的交流，这可以让护理人员更完整地了解患者状况。心理干预可与常规的治疗、护理等操作同时进行，也可单独进行。对于某些特殊患者，如意外创伤、外科手术及重症患者，其治疗康复中需组织多学科成员参与小组讨论会议，寻求为患者解决问题的办法。

3. 三级心理护理

三级心理护理即心理治疗，指护理人员凭借自身能力不足以帮助那些困扰非常大的患者时，把患者转诊给临床心理医生。这是三级心理护理的重要环节，护理人员是该层次心理护理的组织者。当通过评估发现患者心理反应过度、出现精神症状时，需寻求心理医生或精神科医生的帮助或转诊，由心理医生实施专业心理治疗，帮助患者度过心理危机，阻止事态的进一步恶化。

四、心理护理的实施原则

（一）依据患者心理反应强度实施干预

为患者实施心理干预，需依据其心理反应强度区分等级，合理配置实施干预所需的人力、时间和方式等，以确保重点对象的心理危机得以及时化解。如心理护理应高度关注有严重心理危机的患者，迅速与其建立信任、合作关系，安排专人陪伴严重抑郁或有自杀倾向的患者，必要时协助患者寻求心理咨询师或治疗师的援助等；对仅表现轻、中度心理反应的患者，护理人员可酌情与其进行较深入地交流，动态评估其身心状态变化，为其提供信息、情感等支持，引导患者获得适宜的身心状态；对心理反应适度的患者，可酌情减少投入人力和时间，保持职业微笑和良好沟通即可。此外，还需随时掌握疾病诊治过程中病情突变或恶化、家庭变故等"突发事件"对患者身心状态的影响，以防对患者构成严重心理危机。

（二）考虑患者心理反应主因实施干预

为患者实施心理干预，需考虑患者的个性化特点，因人而异地施以相应对策，可类比疾病治疗过程中的对因治疗。针对患者心理反应的主要原因所实施的干预就像查找感染病原后针对性使用抗生素。再如，两位癌症患者虽同样陷入严重抑郁等心理危机，但其主要原因可能并不相同：一位患者受制于疾病知识匮乏，视癌症为"不治之症"而产生自杀念头；另一位患者则因家庭经济拮据，无法承受巨额医疗费用，不愿拖累家人而打算结束自己的生命。如果护理人员未弄清两位患者严重抑郁且有轻生念头的主因，仅给予一般的劝慰，便不能真正走进患者的内心世界，无法体察、剖析其心理危机的实质，所制订的干预对策必定苍白无力，也不可能从根本上化解患者的心理危机。因此，欲使心理护理的针对性强、效果好，实施干预时必须明确患者心理危机的个体主因。

第三节 心理护理在心理主动健康中的实践

一、心理护理的要素

（一）心理护理的四大基本要素

尽管影响心理护理效应的因素很多，涉及护理人员之外的其他医务工作者、患者亲属、其他患者、社会环境等，但具体实施一次心理护理的基本要素主要有 4 个，可将其界定为"心理护理的基本要素"，包括：①护理人员（实施者）；②患者（接受者）；③护理人员掌握的心理护理知识和技能；④患者已显现的心理危机。

（二）心理护理基本要素的作用

（1）掌握专业化理论和技术是科学实施心理护理的指南。心理护理是依据心理学原理在护理领域发挥独特作用的一种方法，必须以心理护理的专业化理论和技能为其实践的指南，以体现方法的科学性和实效性。

（2）准确评估患者心理状况是选择恰当干预对策的前提。患者心理状况的准确评估，可类比临床疾病的正确诊治，必须综合判断三个评估环节的结果（患者主要心理反应的性质、强度、个体原因），才可能为患者选择既对症又对因的干预策略，达成良好的预期目标。

（3）赢得患者的密切合作是有效实施心理护理的基础。护理人员在与患者的互动过程中，需以职业化角色行为获取患者的信任、建立护患间稳定发展的信任关系，为赢得患者的密切合作、达成心理护理的良好预期做好铺垫，同时促进患者主动获取健康信息、评估自我风险、学习健康心理干预技术，培养健康生活方式。

（4）护理人员的积极职业心态是确保心理护理良性运转的关键。心理护理的实施需以护理人员的积极职业心态为要素之本、要素之源。在给患者实施心理护理的过程中，护理人员的职业心态越积极，其主动性和创造力等内在潜力就越能得到充分调动，其给予患者心理健康促进的效用就越高。

二、心理护理的相关技术

（一）信息支持技术

心理护理的核心功能是监测患者的心理状态，包括评估患者接收信息的水平及其对信息的反应，然后酌情向其提供信息。护理人员须将心理护理的信息沟通作为核心责任。为患者提供信息支持可以促使患者产生符合现实的期望值，减少患者因"不了解信息"产生的恐惧、压力和疑惑，引导患者有效地参与治疗和自我护理。

1. 提供信息支持的要点

（1）患者做好接收信息的准备，且处于适当的情绪状态，提供信息的地点、时间适宜。

（2）保证信息完整无误。

（3）保证信息正确可靠。

（4）提供信息需贯穿情感支持。

2. 信息支持的实践技术

为保证提供信息能顺利地进行，护理人员需掌握以下信息支持的实践技术。

（1）营造氛围：营造护理人员与患者之间的沟通及信息提供、互相支持的氛围。

（2）监督运作：督导护理人员在为患者提供信息过程中是否根据患者的需要和信息接收能力给予其足够信息，并保持其良好状态。

（3）保持水平：提供的信息要匹配患者的知识熟悉程度与认知理解能力，同时符合其现实期望。允许范围为：①基本理解；②现实的期望；③可促进高依从性患者的理解。

（4）专业操作：利用专业技巧为患者提供信息支持，提供信息者应接受信息支持等干预方法的训练，以便专业地使用相关技巧。

（5）相互合作：指医护成员间及医护与患者间对信息提供的合作性，需保证小组中各成员都明确每个患者的照护计划并及时更新。

3. 信息支持技术的操作步骤

（1）评估患者的状态：包括评估患者的认知和情感状态、是否适合接收信息、患者已经具有哪些信息、患者所需信息的语言和复杂水平等。

（2）传递信息：将信息间断地进行提问，可运用图表和笔记帮助患者记忆信息，核查患者是否存在因信息量过大造成的理解困难等。

（3）核对患者接收信息的准确性。

（4）核对患者对信息的认知、情感反应。

（二）情感支持技术

情感支持技术旨在帮助患者感到更舒适，并不直接帮助患者解决问题或摆脱烦人的情感反应，而是促进情感过程。主要技巧包括：①营造安全的环境；②帮助患者放松情绪并自由地表达情感；③与患者友好地探索和讨论情感反应；④理解、接受、尊重和认可个人情感以提供支持，特别注意不要阻止其流泪，以及宣泄悲伤、焦虑和愤怒。

1. 实施情感支持的要点

（1）态度：指对情感支持和情感加工过程持有积极态度，此被视为人类功能显著、本质的部分。

（2）意识：指伴随着个人对自己的感觉和情感反应的意识，即不紧张、不羞怯、无禁忌地向他人恰当表达自己感觉和情感的能力。

（3）理解：情感反应被视为人们（遭遇伤害的患者群体）应对生活事件所有反应的正常部分，是人们心理活动的重要过程。

（4）自我意识：指人们对个体化情感类型及"问题点"的意识，即容易被每个人所明确、接受和表达的个人感情和情感。

（5）对他人情感表达的反应：指当患者表露情感时，表现出对患者情感表达的接受。具体包括：①不惧怕，不逃避；②不必要其立即平静情绪；③不认为患者的情感反应需要被转移或"处置"，并以微笑替代；④无负罪、责备或失败感；

⑤不必鼓励患者压抑其反应；⑥不必为避免激起自身反应而避之不及。

2. 情感支持的具体实施

（1）开始情感支持（鼓励）：确定情感支持是针对真正需要的患者及其家属，通常从鼓励开始，且只有在被支持者意识到有此需要并接受鼓励时才能继续。

（2）营造理想情境并允许情感表达：理想的情感支持情境应为护理人员经思考、计划和关怀而设置，必须由实施者负责并设计，使之促成患者的良好体验。具体做法有四点。①选择合适的环境，如可谈论隐私的、舒适的、空间大小适宜的场所，不会响起电话铃声，门上有"使用中"的标志等。②限制参与者：参与会谈的理想状态，应只有护理人员和患者，尽可能限制患者的配偶或家人、其他观察者。③缩小社交隔阂，间隔以护理人员觉得合适时可拉起患者的一只手为宜，以温和目光面对全神贯注于护理人员的患者，尽早建立亲近的、以称呼名字的形式的谈话等。④明确、自然地接受个人情感而得以安全的交流，回应患者必须传达以下信息：不约束其想谈论的事情，且适当接纳，使他们感觉在此交谈是安全、自愿的。

（3）倾听并易化情感表达过程：即易化患者情感的确认和表达，目的是帮助其情感过程和加工。

（4）回馈（理解、接受、移情地交流）：具有良好共情能力的护理人员，可准确判断他人的感觉，在其激起情感的状态下可与他人有相似体验。

（5）给予支持：情感支持所包含的技巧，是对寻求情感支持的患者提供热情相助的基础混合物。

（6）结束情感支持会谈：最好在会谈一开始就让患者注意时间有限。多数情况下，结束情感支持会谈完全没有问题，自然得像一次常见的会面。有时，随着患者讲述其沮丧或烦恼之事，会谈氛围可能随其情绪改变。在这种情况下，护理人员需立刻用几分钟将其带回，尽可能给患者留下结束的印象，如可与患者核实会谈留给他们的感觉及其对接踵而至之事的感觉。

（三）心理咨询相关技术

1. 开场技术

（1）见面互致问候：根据当地习俗、患者及陪护人员的年龄、性别和身份，决定需不需要握手、鞠躬、做自我介绍，并且迅速决定对话的言语模式，例如讲何种语言或方言，是讲口语化、简单易懂的日常语言，还是较文雅的、较有科技含量的学术语言。

（2）发起话题：护理人员要主动为患者安排座位，介绍环境、设备及使用方法，并注意观察患者有无犹豫、警觉、挑剔或好奇的神态表情，并以此为线索寒暄、解释几句。宜使用开放式问题提问患者，将发言权交给对方。

（3）减少神秘感，降低患者不安全感：护理人员应主动解释说明医院的各种设施设备和卫生保健知识及疾病相关知识宣教，必要时予以一定的保证与承诺。与儿童或与异性患者单独谈话，应设法消除其不安全感。

2. 接纳与反映技术

正式话题开始后，护理人员要神情专注，不带价值评判地用"嗯""哦""请接着说"之类短句对对方进行鼓励。

及时有效地识别、回馈、反映、共享患者的情感体验，加强对方对这些隐蔽体验的感知，提高其对体验进行理性化、言语化处理的能力，设身处地、将心比心地对患者进行"共情的理解"的过程，这些是护理人员必备的能力。

3. 倾听与共情技术

在倾听患者时，护理人员要尽量做到不随意打断患者的说话、不批评指责患者、不评判患者的对错，认真专注地听，适当表达对患者的谈话感兴趣。在交流过程中允许患者有适当的沉默，因为患者需要时间思考和反应，需要时间观察护理人员的反应。同时，护理人员也可以利用这段沉默的时间观察患者的反应并思考下一步的应对方法。

共情是护理人员在与患者的交往过程中从患者的视角出发，感同身受地理解患者的想法、感受和需要，并能准确帮患者表达其感受，满足其需要。护理人员必须具备一定的共情能力，这是取得患者信任、建立治疗性护患关系的基础。

三、心理主动健康模式下心理护理的实施方案

心理主动健康模式下心理护理的实施方案包括护理前评估、识别与矫正功能性障碍性思维、认知社会功能康复训练、维持与巩固治疗效果四个步骤。

（一）护理前评估

与患者进行访谈，并对访谈内容进行分析，评估患者自动思维及情绪状态。

访谈设定内容包括：①请您描述您当前的情绪状态；②当前的情绪状态持续的时间，此类情绪产生的主要原因及诱因；③通常采用什么方法应对此类情绪，处理的效果等；④家庭关系和社会支持情况。应用简易应对方式量表，评估患者对生活事件的应对方式（积极应对方式或消极应对方式）。

（二）识别与矫正功能性障碍性思维

1. 识别情绪，恰当归因

通过设置问题情境发现和识别患者的扭曲思维，在患者表达过程中识别其自卑、自责等认知行为，引导患者从事物积极的方向看问题、从对方的角度看问题，如负性情绪来自家庭纠纷，鼓励患者换位思考，设身处地理解家庭成员的感受。在事实无法改变的情况下，让患者对原因作合理的解释，面对失败（如失业、晋升或升学失败），引导患者归因为"外界因素影响"，不要过于自责。

2. 情绪觉察及表达

通过交流与情绪日记等途径发现患者的情绪，并告知他目前所处的情绪状态，让其正确觉察自己正处于痛苦、愤怒、抑郁或悲伤中，患者只有提早并正确觉察到自己痛苦，才可以对自己的痛苦情绪做更好的处理。

3. 情绪调节

安排听音乐、看影视作品、参加体育活动等，让患者的生活丰富多彩，减少患者的压力感，完成情绪的转移；如果觉察到痛苦情绪无法排解，引导患者采用倾诉、哭、大叫、画画、捶沙袋等，完成情绪的宣泄。

（三）认知社会功能康复训练

1. 行为矫正

①沟通技能训练，指导采用增值式沟通方法，即不评论、不指责的沟通方式；②生活情境训练，购物训练、交际训练、内务整理；③问题解决技能训练，布置心理作业，对应激性生活事件的正确应对方法训练；④冲动行为的控制训练，向患者提供求助途径，如向好朋友或医务人员倾诉并寻求解决方案等。

2. 色彩心理技术的应用

色彩心理技术是利用色彩对人生理、心理的调节作用，通过对色彩的调控和宣泄，来满足患者生理、心理上的需求，通过潜意识的心理活动，带动人的情绪的一种干预方法。研究表明，DIY数字油画训练，可提高训练依从性，明显改善患者认知功能。采用色彩心理介导的DIY数字油画训练，在改善患者认知功能的同时，还能较好地改善其负面情绪，减少抑郁复发。

3. 认知功能障碍矫正治疗

认知功能障碍矫正治疗是指通过计算机信息技术，结合神经心理、认知康复理论，运用科学、系统、无措化、程序性学习、语音强化等方法，通过一系列有针对性的计算机程序化的认知矫正任务，循序渐进地改善综合注意力、学习和记忆能力、感知运动能力、执行能力、语言沟通能力、社会认知能力等。

（四）维持与巩固治疗效果

心理健康自我管理是主要针对认知功能和社会功能明显改善及出院患者所采取的疗效巩固措施。强化社会功能训练，出院后继续由社区服务中心专员、家属、随访人员等督导完成训练，提高患者解决问题、正确应对应激生活事件的能力，维持和巩固患者积极的应对行为，逐步削弱患者消极认知、行为和情绪，促进患者社会功能的恢复。通过心理健康网络管理平台的多维度科普知识展示模块，方便快捷获取心理健康科普知识，可以实现心理测评、开具心理处方、找医生，危机预警等主要功能。线上线下结合，完成患者院前、院中、院后全程心理健康指导，让患者主动、持续地完成心理健康的自我管理。

四、心理护理的实施步骤

与注射、翻身等护理操作的具体呈现形式相比，心理护理给人的感觉有些抽象，有些看不见、摸不着，以至于许多临床护理人员对心理护理的具体实施觉得无所适从。因此，加强心理护理的可操作性，是促进其深入发展的必要条件。

心理护理的实施步骤，也可称心理护理的基本程序，是一个连续、动态的过程，需因人而异，灵活运用，主要包括以下环节。

（1）建立良好护患关系：在严格遵循相关伦理学的原则与要求的基础上，充分运用沟通技巧，与患者建立相互信任的治疗性护患关系。

（2）全面收集患者信息：护理人员一方面通过与患者的直接接触交流，另一方面通过与家属或同病房病友的沟通，全面收集患者现阶段的身体反应与心理反应，了解患者既往表现、生活环境、性格特征等。收集患者信息还可以通过相关的量表评定，与患者的深入交谈，评估患者的心理状态。

（3）确定患者基本心理状态：需要全面评估患者，收集患者的各类相关信息，明确判断患者目前主要存在的心理与情绪反应。

（4）分析主要原因与影响因素：在与患者建立良好护患关系的基础上，与患者深入交谈，找出患者出现目前状态的原因与影响因素。

（5）选择适宜的护理对策：根据患者的状态与心理反应，针对引起心理反应的主要原因，护理人员要在充分考虑患者的性格特征及接受程度等基础上选择适合患者的护理干预方法对患者进行干预。

（6）评估心理护理效果：对于心理护理效果的评估要综合考虑三方面的因素，首先是患者自己要觉得确实有获益，自我感觉舒适度有提高或功能有改善；其次是护理人员通过对患者的观察、与患者的交流，以及结合各项实验室检查或心理评估，发现患者的身体反应与心理反应比以前确实有改善；最后是家属或照顾者的感受。

（7）确定新的方案：效果的评估既是上一个治疗周期的结束，也是下一个循环的开始。主要评估通过上一个周期的处理，解决了哪些问题；哪些问题有缓解；哪些问题仍然存在或是否又有新的问题出现；对于已经解决或缓解的问题要如何维持或改进；对于还没有解决或新出现的问题，原因又出在哪里，怎样处理；要明确新的处理方案。

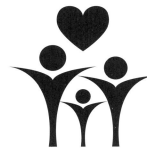

第八章

心理主动健康与心理危机预防和干预

社会中存在各种危机事件，如自然灾害、暴力事件、恐怖袭击等，这些事件可能导致社会动荡，给公众带来不安全感。面对各种生活压力和挑战，个体可能会经历各种心理危机，如焦虑、抑郁、自杀念头等。及时的心理危机预防和干预可以帮助个体应对困难，预防心理问题进一步恶化，保障个体的心理健康。

心理危机预防和干预不仅仅是在危机发生时提供支持和帮助，更重要的是通过培养个体的抗逆能力和心理韧性，使其具备应对未来挑战和危机的能力。及时的危机预防和干预可以减少心理健康问题的治疗成本和社会负担。

总的来说，心理危机干预对当今社会和个体具有重要性，不仅可以保障个体心理健康，提升社会稳定和安全，还可以促进社会关怀和支持，为个体和社会的发展带来积极影响。因此，加强危机干预工作，提升危机干预能力和水平，对于建设和谐社会、促进个体健康发展具有重要意义。

第一节　心理危机预防和干预的概述

一、心理危机预防和干预的定义与内涵

心理危机预防和干预是指通过各种方法和策略，帮助个人有效地应对潜在的或正在经历的心理危机，以减少危机发生的可能性，或在危机发生时提供适当的支持和帮助，以减轻危机对个人的负面影响。

心理危机预防主要关注于识别和管理潜在的危机因素，以防止危机的发生。这包括提供心理健康教育、促进自我认知和情绪管理技能的培养、建立支持系统，以及提供适当的资源和信息等措施。心理危机干预则是在危机已经发生或正在发生时提供紧急的支持和帮助，以帮助个体渡过困难时期。这可能涉及提供情

绪支持、危机干预热线、心理咨询、心理治疗等形式的支持，以帮助个人应对和克服危机，恢复心理平衡和健康。

心理危机预防和干预包括多方面的内涵。心理危机预防的关键是识别和管理潜在的危机因素，如压力、焦虑、抑郁等，通过心理健康教育和促进自我认知，帮助个体更好地应对这些因素。

二、传统心理危机预防和干预的意义

心理危机预防和干预的意义和价值体现在保障个体心理健康、减少心理疾病、提高社会稳定、促进个体成长和发展、提升整体社会心理健康水平及保障人权和尊严等多个方面，对个体、社会和整体社会健康都具有重要的意义和价值。

（1）心理危机预防和干预能够帮助个体更好地认识和管理自己的情绪和压力，提高心理韧性，预防心理疾病的发生，促进个体的心理健康和幸福感，保障个体心理健康。通过提供心理健康教育、建立支持系统、及时干预等措施，可以有效减少心理疾病的发生率，降低心理危机对个体健康的负面影响。

（2）心理危机对个体和社会都会造成严重的负面影响，包括家庭破裂、工作失利、暴力事件等。有效的心理危机预防和干预可以提高社会稳定性，减少社会成本。

（3）通过面对心理危机，个体有机会学会应对挑战和困难的能力，提高自我认知和自我调节能力，促进个体的成长和发展。

（4）心理危机预防和干预不仅关注个体层面，也涉及整体社会的心理健康水平。一个心理健康的社会能够促进社会和谐、减少犯罪率、提高生产力和创造力。每个人都有权利获得心理健康服务和支持，心理危机预防和干预的实施可以保障个体的人权和尊严，让每个人都能够获得应有的关怀和支持，保障人权和尊严。

三、心理危机预防策略

（一）培养心理韧性，提高适应能力

1.培养积极的心理品质

（1）培养乐观态度：学会看到事物的积极面，培养对未来的信心。

（2）感恩与感知：每天记录下让自己感激的事物，培养感恩之心。

（3）建立自信：相信自己的能力，接受自己的不足，不断提升自我。

（4）保持积极社交关系：与支持你的人保持联系，寻求社交支持。

（5）注重身心健康：定期锻炼、充足睡眠、健康饮食有助于保持身心健康。

（6）学会放松和减压：尝试冥想、深呼吸、瑜伽等放松技巧，有效减轻压力。

（7）寻找乐趣和爱好：培养兴趣爱好，让自己享受生活中的美好时刻。

（8）持续学习与成长：保持学习的状态，不断提升自己的专业知识和技能水平。

2. 提高解决问题的能力

（1）明确问题：首先要确保准确理解问题的本质，明确问题的范围和要解决的目标。

（2）分析问题：对问题进行分解和分析，找出问题的关键因素和可能的解决方案。

（3）制订解决方案：基于对问题的分析，制订多种解决方案，并评估每种方案的优缺点。

（4）实施解决方案：选择最合适的解决方案，并付诸实施。在实施过程中要注意细节和执行力。

（5）评估结果：实施解决方案后，及时评估结果，看是否达到预期效果，必要时进行调整和改进。

（6）反思总结：每次解决问题后，进行反思总结，分析解决问题的过程和方法，从中学习经验教训。

（7）锻炼逻辑思维：通过阅读、思考和讨论，锻炼逻辑思维能力，培养分析和推理能力。

（8）挑战自己：尝试解决各种类型的问题，包括复杂问题和跨学科问题，挑战自己的思维和创造力。

（9）寻求反馈：与他人交流，寻求他们的意见和建议，从不同角度看待问题，获得更多解决问题的思路。

（二）学会情绪调适的方法，保持心理平衡

1. 认识情绪

（1）自我观察：学会观察自己的情绪变化，注意情绪的起伏和变化。

（2）日常记录：可以通过情绪日志或记录工具记录自己的情绪，包括触发情绪的事件、情绪的类型和强度等。

（3）与他人交流：与亲近的朋友、家人或心理健康专业人士交流，分享自己的情绪体验，获得不同的观点和支持。

（4）自我评估：定期对自己的情绪状态进行评估，了解自己的情绪健康状况。

（5）身心连接：学会关注身体和情绪之间的联系，比如情绪对身体的影响，通过身体感受来认识自己的情绪状态。

（6）注意情绪信号：学会识别自己情绪的体验，包括生理反应（如心跳加快、肌肉紧张）和心理反应（如焦虑、愤怒）。

（7）深入探索：探索情绪背后的原因，了解触发情绪的根源，可能是某些事件、思维模式或信念。

2. 觉察情绪

（1）身体感知：注意身体的感受，情绪常常会通过身体的反应表现出来，比如肌肉紧张、心跳加快、呼吸急促等。

（2）情绪词汇：学习并使用情绪词汇来描述自己的情绪，比如快乐、悲伤、焦虑、愤怒等，这有助于更准确地识别自己的情绪状态。

（3）观察思维：注意自己的思维模式，情绪常常受到思维的影响，观察自己的内心对话可以帮助你意识到情绪的来源。

（4）情绪表现：观察自己的行为和表现，情绪也会通过言行举止表现出来，比如表情、语气、姿势等。

（5）环境影响：注意周围环境对自己情绪的影响，有些情绪可能是外部环境引起的反应。

（6）定期检查：定期停下来，花一些时间反思自己的情绪状态，问问自己"我现在感觉如何"，这有助于提高对情绪的觉察能力。

（7）冥想和正念练习：通过冥想和正念练习，可以培养对当下情绪的觉察

能力。

（8）寻求反馈：与亲近的人交流，询问他们对你情绪的观察和感受，这也可以帮助你更好地觉察自己的情绪。

3. 接纳情绪

接纳情绪是指不否定、不抵制自己所经历的情绪，而是以一种开放、包容的态度接受和理解自己的情绪。以下一些方法可以帮助个体接纳情绪。

（1）意识到情绪的正常性：情绪是人类生活中不可或缺的部分，每个人都会经历各种情绪，包括积极的和消极的。意识到情绪的正常性是接纳情绪的第一步。

（2）不加评判：尝试不对自己的情绪加以评判，不要认为某些情绪是"好"的，某些情绪是"坏"的。每种情绪都有其存在的理由和价值。

（3）倾听自己：倾听自己的情绪，给自己表达情绪的空间，不要压抑或忽视自己的情绪体验。

（4）与情绪对话：尝试与自己的情绪对话，探究情绪背后的原因和需求，理解情绪对你的意义和作用。

（5）接受不完美：接受自己是一个复杂而独特的个体，情绪的波动是正常的，不要对自己要求完美。

（6）正念练习：通过正念练习，学会以一种觉察和不加评判的方式接纳自己的情绪，让情绪自然流动。

（7）寻求支持：与他人分享自己的情绪体验，寻求支持和理解，这有助于你感受到被接纳和支持的感觉。

（8）专注当下：学会专注当下的情绪体验，不要过度关注过去或未来，接纳此刻的情绪。

四、心理危机干预策略

（一）迅速与危机干预对象建立关系

这是最初也是最重要的一步。首先，需要表明身份，让危机干预对象放下不安感。此外，表达对其身体和心理状态的关心，如"今天早晨有吃过饭吗？""您昨晚休息得怎样？""您现在身体状态感觉如何？"可以通过问题来表达希望认识和了解他："您今年多大了？""您都有哪些家人和您一起居住？"当然，如果服务对象不愿意说话，也可以表达你的想法同时给他时间和空间："我很关心你的状况，知道你一时适应不了，这很正常。你可以通过××方式随时找到我，我都很愿意听你说。"如果服务对象有表达情绪，就需要及时给予同理和情绪支持，通过这个方式来建立关系。此外，在建立关系初期，适时地进行肯定和鼓励和自我披露，会促进关系改善。

（二）做危机评估

这是最基础和关键的一步，可帮你作出接下来的计划。

1. 危机评估内容

危机评估包括两个部分：一是评估潜在的危机，尤其是环境危机和次生危机（即服务对象经历过创伤后，可能会有自我伤害或伤害他人的行为）。二是评估危机给服务对象造成的伤害程度，以及服务对象的应对状况和相关资源。

环境危机和次生危机可能包括环境危机（如缺水、缺食、缺住、缺乏医疗保障）、有自杀的念头、自我封闭、绝食行为、危险动作等有类似自残或伤害他人的行为等。

要了解并评估服务对象现在的行为和想法是否存在危险性，如果有，那么下一步就要优先针对次生危机进行处理。以丧亲为例，对以下这些话都应当保持警觉："我想跟着他去了""你不要管我，反正活着也没有意义了"。

2. 评估危机伤害程度

危机事件会给服务对象造成身体和心理创伤。心理创伤中需要警惕的是创伤后应激障碍，它的反应大致包括出现过度警觉、回忆无法控制地不停闪现、出现侵入性无法控制的想法、长达30天以上的睡眠障碍等。

心理危机的严重性评估可以从以下三个方面来入手。

（1）情感状态——情感是否符合逻辑，是否有回避，或情感被影响的程度如何？

（2）行为功能——有哪些人可以提供协助？采取哪些行动可以帮助恢复控制感？是否有主动行为？

（3）认知状态——认知的真实性和合理性、是否有夸大？恢复正常认知的可能性有多大？

（三）辨识主要的问题，同时处理感觉和情绪

这是危机干预的核心部分。当有第二步危机评估之后，通常可以知道最重要的问题是什么，即是应先避免次生危机还是先帮助服务对象降低心理创伤和压力源。

因此，这个阶段需要和干预对象一起探讨眼下有哪些问题是最困扰的，可以采取哪些办法来控制。这个时候需要更多理解干预对象的处境，帮助服务对象"回到当下，面对现实"，鼓励其充分地表达自己的感受。此外，还需要帮服务对象充分表达创伤带来的感受及应对情况，此时可以说："你说你整夜都没有睡着，那时候你的感觉是怎样？""你睡不着的时候怎么办？有想过什么方法解决吗？"当服务对象的情绪和反应抒发出来后，需要针对其具体情况给予回应："我也感觉到你很煎熬，但你真的很勇敢，一直在想办法解决问题，你觉得当下让你最担心的问题是什么？"同时，在此阶段，干预对象出现的不良情绪和反应都是需要帮助其化解的，例如内疚情绪、不合理的愤怒、对事实的否认与不接受、抗拒和敌对等。需要根据服务对象所处的阶段开展相应的情绪辅导工作。处于危机及哀伤中的个人通常会经历的阶段包括否认—愤怒—协商（讨价还价）—沮丧（哀伤）—接受—新计划。

（四）形成并探索最佳方案

当服务对象的情绪抒发，同时也很清楚要解决的核心问题之后，需要和服务对象一起探索最佳解决方案。例如缺乏安全感的问题，可以询问服务对象在什么情况下会觉得安全一点，如何达成。又或是失去家人太痛苦，那么还有哪些事是可以为家人做的？在这个阶段，就需要根据实际的情况采取不同的服务策略：如果是丧亲，就需要综合采用哀伤辅导的技巧和方法；如果是心理创伤，则需要采用综合创伤辅导；如果是压力太大，则需要找到压力对应的解决办法。

（五）发展并形成行动方案

这一步意味着危机状况已经度过，可以开始新计划。当已经有替代的另外的方案时，基本上危机状况和情形也改善大半了，因为服务对象接下来会有计划去改变或改善目前的状况。这个时候，所需要做的就是帮助干预对象一起制订行动

方案，并且把行动方案尽量具体化，同时找到能够协助完成行动方案的各种准备要素。在此期间，要鼓励和肯定干预对象的态度、对待事情的责任感和合理的方案选择，同时最大限度地发挥干预对象的能力和优势，探索干预对象此前的积极经验，从而促进干预对象从方案构思走向行动。

（六）跟进方案执行进展

进展至最后一步时，意味着危机干预阶段已经结束。因为危机状态下能处理的都已经做到了。因此，这个时候需要做的就是做结束的评估，评估是否有需要转成长期个案，还是结案或转介。此外，还需要做定期的跟进和反馈，了解干预对象的计划开展情况，给予一定的鼓励和支持。

第二节　心理主动健康模式下的心理危机预防和干预

一、心理危机预防和干预在心理主动健康中的作用

心理危机预防和干预在心理主动健康中扮演着不可替代的角色。它不仅帮助个体实现心理危机的解除，还促进个体主动参与管理自身心理健康。心理危机预防和干预通过强调心理分析与自我心理学，着重为处于危机状态的个人或家庭提供快速的专业服务，激发个体对自身心理健康的关注，并引导他们采取积极的健康行动。因此，心理危机预防和干预可以作为塑造心理健康观念和促进心理主动健康行为的有效途径。

1. 识别和管理潜在的危机因素

预防心理危机的关键是识别和管理潜在的危机因素，如压力、焦虑、抑郁等，通过心理健康教育和促进自我认知，帮助个体更好地应对这些因素。心理危机预防和干预服务通过提供个性化的心理指导，帮助个体了解自己的心理需求。个体可以根据自身的情况和目标，选择合适的心理危机干预手段，从而改善自身的心理危机，促进自身的心理健康。

2. 促进心理教育和健康宣传

心理危机预防和干预服务通过心理教育和健康宣传，增强个体的心理健康意识及增进个体心理危机预防的知识。个体可以学习到心理健康知识，帮助个体了解心理健康问题的常见症状、原因和处理方法，增强心理健康意识，从而在日常生活中采取更加合理的应对方式。这种积极的自我管理能力有助于个体预防心理疾病，增强心理韧性，并实现身心健康的综合发展。

3. 与其他健康管理措施相补充

心理危机预防和干预与主动健康模式下的其他健康管理措施相互协调和补充。例如，个体可以通过运动锻炼，良好的饮食习惯和睡眠习惯来进一步改善心理健康状况。心理危机预防和干预服务可以为个体提供专业及时的心理干预措施，以满足个体在危机状况下的心理需求，并促进心理的恢复和修复。

二、心理危机预防和干预在心理主动健康模式中的演变

随着人们对心理健康的重视和对主动健康的追求，心理危机预防和干预理念也在不断演化和发展。在心理主动健康模式中，它更加注重个体参与和自我管理的角色，强调综合性、个性化、多元化、科技化、社区化，以及预防大于治疗的理念。通过这些演化，心理主动健康模式下的心理危机预防和干预服务能够更好地满足个体的特定需求，提供全面的心理健康管理方案，引导人们积极参与自身的心理健康管理，并在实践中取得更好的效果。以下是心理危机预防和干预在心理主动健康模式中的演变结果。

1. 演变为综合性的心理危机预防和干预

此前的心理危机预防与干预常常采用单一的治疗方法，如药物治疗或心理咨询，缺乏综合性手段。心理主动健康模式下的心理危机预防和干预不仅关注个体心理健康问题的治疗，还注重从多个角度进行全面干预，包括心理健康教育和宣教、社会支持系统建立、心理卫生政策制定等多维度的方式综合性构建个体及群体的危机预防和干预系统。

2. 演变为个性化的心理危机预防和干预

心理主动健康模式下的心理危机预防和干预越来越注重个体的特点和需求，采用个性化的干预方案，根据个体的情况量身定制干预计划，以提高干预效果。

3. 演变为多元化的心理危机预防和干预

心理主动健康模式下的心理危机预防和干预方法多样化，包括心理咨询、认知行为疗法、药物治疗、心理教育、心理支持小组等，以满足不同个体的需求。

4. 演变为科技化的心理危机预防和干预

心理主动健康模式下的心理危机预防和干预可利用科技手段如在线心理咨询、移动应用程序等，提供更便捷、及时的心理卫生服务，使心理危机预防和干预更加普及和便利。

5. 演变为社区化的心理危机预防和干预

心理主动健康模式下的心理危机预防和干预强调在社区层面开展心理危机预防和干预工作，建立社区心理健康服务中心、心理健康支持团队等，加强社区层面的心理健康服务。

6. 演变为强调预防的心理危机预防和干预

此前的心理危机预防和干预更侧重于危机发生后的治疗和干预，主要关注症状缓解和问题解决，心理危机预防工作不到位。心理主动健康模式下的心理危机预防，主要通过提供心理健康教育、心理健康促进活动等，帮助个体增强心理韧性，预防心理危机的发生。

7. 演变为跨学科合作的心理危机预防和干预

此前的心理危机预防和干预着重于单一学科的干预手段。心理主动健康模式下的心理危机预防和干预强调跨学科合作，整合心理学、精神医学、社会学、教育学等多个领域的专业知识和技能，提供更全面的服务。

8. 演变为强调自助和自我管理的心理危机预防和干预

心理主动健康模式下的心理危机预防和干预鼓励个体学会自我认知、自我调节和自我管理，提高应对心理危机的能力，降低患心理疾病的风险。

三、心理危机预防和干预与心理主动健康的融合

心理主动健康强调个体主动参与自身心理健康管理，注重日常的心理调节、认知提升与心理韧性培养，这一理念为心理危机预防提供了坚实的基础。在预防层面，通过普及心理健康知识，开展心理健康教育活动，引导大众树立主动维护心理健康的意识，帮助个体掌握情绪管理、压力应对等技巧，从而增强心理免疫力，降低心理危机发生的可能性。例如，在学校、企业等场所定期组织心理健

康讲座、工作坊，指导人们如何识别自身情绪变化，运用放松训练、积极自我暗示等方法保持良好的心理状态。同时，借助互联网平台，开发心理健康管理小程序，提供在线心理测评、个性化心理调节方案推送等服务，鼓励个体主动关注自身心理健康状况，及时发现潜在问题并加以解决。

当心理危机不幸发生时，心理主动健康理念同样贯穿于干预过程之中。此前的心理危机干预侧重于解决当下危机，而与心理主动健康融合后，干预工作更注重激发个体的内在动力，帮助其认识到自身在应对危机中的主体地位。干预人员在运用专业技术缓解当事人急性情绪症状的同时，引导其反思危机产生的根源，鼓励其主动寻求解决问题的方法，制订个性化的心理康复计划。例如，对于遭遇重大创伤事件的个体，在危机干预初期给予充分的情感支持与心理安抚，待其情绪相对稳定后，协助其挖掘自身优势与资源，引导其以积极主动的态度面对创伤，通过学习新的应对策略、建立新的社会支持网络等方式，实现从危机状态到心理成长的转变。

此外，心理危机预防和干预与心理主动健康的融合还体现在建立长效的心理主动健康服务机制上。社区、医疗机构、学校等多方主体加强合作，整合资源，搭建心理主动健康服务平台。一方面，持续开展心理健康促进活动，推动心理主动健康理念深入人心；另一方面，完善心理危机预警系统，建立快速响应的干预机制，确保在危机发生时能够及时介入。通过定期对重点人群进行心理筛查，动态监测其心理健康状况，实现心理危机的早预防、早发现、早干预。同时，利用大数据分析技术，对心理健康数据进行整合与分析，为制定针对性的心理健康政策和服务方案提供依据，实现心理危机预防和干预工作的精准化、科学化。

第三节　构建心理危机主动预防和干预模式

一、可行性分析

在大健康产业蓬勃发展与社会心理问题日益凸显的双重背景下，心理危机预防和干预模式的创新与落地成为亟待探索的重要课题。项目可行性分析作为科学决策的关键环节，能够系统论证模式构建的现实基础与发展潜力。以下将从市场需求、技术应用、运营管理等维度展开深入剖析，全面评估心理危机主动预防和干预模式的可行性，为项目推进提供可靠依据。

（一）市场需求分析

（1）随着社会压力增加和心理健康问题日益突出，人们对心理健康的重视程度不断提高，市场对心理危机预防与干预服务的需求逐渐增长。

（2）心理健康问题在现代社会普遍存在，如焦虑、抑郁、压力等，需要专业的心理危机预防与干预服务来帮助人们应对和解决这些问题。

（3）人们对心理危机预防与干预服务的需求日益个性化，希望能够获得针对个体需求量身定制的服务，这种个性化需求推动服务向更加细化和定制化发展。

（4）随着科技的不断发展，人们对在线心理咨询、移动健康应用等科技驱动的心理健康服务的需求增加，这种便捷、随时可得的服务方式日益受到人们青睐。企业越来越重视员工的心理健康，员工的心理健康问题会影响个人健康和工作效率，因此企业对心理危机预防与干预服务的需求也在增加。

（5）随着社会老龄化程度的加剧，老年人群对心理健康服务的需求也在增长，其中包括心理危机预防与干预服务。另外，针对学生群体，学校和教育机构对心理危机预防与干预服务的需求也在增加，以帮助学生应对学业压力、人际关系问题等挑战。

（二）竞争环境分析

在心理健康服务市场竞争白热化的当下，心理危机主动预防和干预模式凭借创新特质与灵活适应性，构建起差异化竞争优势，抢占市场先机。

技术创新是该模式的核心竞争力。此前的心理危机干预多依赖人工评估与线下服务，而此模式深度融合 AI、大数据、虚拟现实等前沿技术，形成技术壁垒。例如，利用 AI 算法剖析海量心理数据，可精准预测危机风险，实现早期预警；借助虚拟现实模拟危机场景，开展沉浸式心理训练，提升用户心理韧性。这些技术应用既提高了服务效率与服务精准度，也让竞争对手难以快速复制。

同时，该模式尤为注重前置性预防环节，通过大数据分析构建动态风险评估模型，对不同人群的心理健康状况进行实时监测与分级预警。针对高风险人群，主动推送定制化的心理健康科普内容、减压训练课程和心理疏导方案，从源头上降低心理危机发生概率。同时，在社区、学校、企业等场景开展常态化心理健康教育活动，普及心理危机预防知识，培养大众的心理自助能力，将被动应对转变为主动防范，进一步强化该模式在心理主动健康服务全链条中的竞争优势。

在服务层面，该模式以用户需求为导向，提供个性化、全周期的心理健康服务。通过多维度心理测评与深度访谈，精准把握个体特征，定制专属干预方案，覆盖预防、干预、康复全过程。从日常心理状态监测，到危机发生时的快速响应，再到康复后的跟踪支持，满足用户多样化、深层次需求，有效提升用户黏性与忠诚度。

此外，该模式具备强大的市场适应能力，凭借敏锐的市场洞察力与快速响应机制，能精准捕捉市场变化与用户需求动态。无论是线上服务需求激增，还是特定群体需求凸显，都能迅速优化平台功能、推出针对性产品，在多变的市场环境中始终保持领先。

（三）经济可行性分析

进行经济性评估，包括心理危机主动预防和干预模式的成本结构、收益模式、盈利预期和投资回报率，以确定服务的经济可行性和盈利潜力。

初期投入：包括心理健康筛查工具开发、数字化平台搭建（如心理监测App）、人员培训费用、社区宣传费用等。

长期运营投入：专业人员薪酬、技术维护、数据管理、社区合作项目支出。

（四）组织管理可行性分析

评估心理危机主动预防和干预模式的组织架构、人员配备、管理流程和运营模式是否合理和有效，以确保服务的高效运作和管理。

（1）多部门协作机制。

横向联动：由卫生部门牵头，联合教育、社区、公安等部门建立信息共享平台。

纵向分工：建立三级服务网络（社区筛查—区域干预中心—专科医院转诊），明确各层级职责。

（2）人力资源配置。

专业队伍：培训社区工作者、教师为心理联络员，配合心理咨询师工作。

技术支持：引入 AI 辅助诊断工具（如情绪识别算法），减轻人力压力。

（3）流程标准化。

数字化管理：通过电子档案追踪高危人群，自动生成干预建议。

应急响应：制订危机事件快速响应预案（如校园自杀干预流程）。

（五）社会环境可行性分析

考虑心理危机主动预防和干预模式对社会环境的影响，包括社会接受度、可持续性、社会责任等因素，以确保服务与社会环境的协调和共赢。

（1）公众接受度。

认知提升：通过媒体宣传（如短视频科普）消除病耻感，以通俗语言讲解心理疾病，通过情景剧呈现心理咨询场景、邀请康复者分享经历等，打破大众对心理问题的误解，引导公众正确看待心理问题，主动寻求帮助。

参与激励：企业将心理评估纳入员工福利，社区开展心理健康积分奖励。

（2）文化适应性。

本土化干预：结合传统文化设计活动（如禅修小组、社区茶话会等）。

农村覆盖：借助乡村医生和"乡贤"角色开展适合农村地区的心理帮扶。

二、建设方案

制订建设方案是推进心理危机主动预防和干预模式建设的关键一步，应考虑到资源利用、技术应用、服务内容和运营机制等方面，确保该模式的顺利推进和实施。

（一）团队成员

1. 精神科医师

精神科医师凭借专业知识，不仅承担心理危机患者的诊断与药物治疗方案制订，还运用智能化系统（如心理主动健康平台）对重点人群（如慢病患者、高压力职业人群）进行心理状态监测，定期分析数据，识别潜在心理风险因素，提前介入干预，预防心理危机的发生。

2. 心理咨询师

心理咨询师负责日常心理健康服务，通过线上线下多种渠道开展心理健康测评、心理状态筛查。针对测评中发现存在心理困扰倾向的个体，提供预防性的心理疏导和认知干预课程，帮助其掌握情绪调节技巧，增强心理韧性，从源头上降低心理危机出现的概率。

3. 心理治疗师

心理治疗师运用专业的心理治疗技术，如认知行为疗法、辩证行为疗法等，为心理危机患者制订系统的治疗方案。同时，心理治疗师也参与预防性干预工作。针对有家族心理疾病史、经历重大创伤等的高危人群，制订长期的心理状态跟踪计划，进行早期心理干预，调整其认知模式和应对方式，防止心理问题恶化成危机事件。

4. 数据分析师

数据分析师搭建心理危机预测模型，整合分析用户日常行为数据、心理测评数据、健康体检数据等多维度信息。通过挖掘数据规律，预测心理危机发生的可能性，并及时向团队发出预警，为预防性干预措施的制订提供数据支撑。

5. 健康宣教专员

健康宣教专员通过短视频科普、社区讲座、校园培训等形式，向大众普及心理健康知识，消除心理疾病的病耻感。同时，根据不同人群特点，针对性地开展心理危机预防主题宣传，如职场压力管理、青少年情绪调节等，提高公众主动预防心理危机的意识和能力。

（二）团队建设

1. 资源整合与合作伙伴

在建设心理危机主动预防和干预模式时，需要整合现有的资源，并与相关机构和公司建立合作伙伴关系，共同推进项目的发展。这些资源包括心理危机预防和干预专业机构、相关从业人员（如精神科医生、心理咨询师、社会工作者、教师等），以及信息科技公司。

（1）心理危机预防和干预专业机构：与心理危机预防和干预专业机构建立合作，利用他们的专业知识和经验来开展相关服务。

（2）相关从业人员：吸纳相关从业人员参与项目，如精神科医生、心理咨询师、社会工作者、心理健康教师等，确保心理危机预防和干预的服务质量和专业性。

（3）信息科技公司：与信息科技公司合作，利用其技术和平台来支持移动应用和智能设备的开发，以提供个性化的心理健康建议和进行健康监测。

2. 技术应用和平台建设

（1）移动应用矩阵开发：打造集心理测评、实时咨询、康复训练于一体的移动端应用。用户可通过每日情绪打卡、AI 语音倾诉等功能，快速获取个性化心理状态分析；内置的"危机预警系统"能根据用户输入的情绪关键词、行为频率等数据，实时评估风险等级并触发相应干预方案；同时提供定制化心理康复课程，如针对职场焦虑人群的正念冥想训练、青少年群体的抗压能力提升计划等，实现"一人一策"的精准服务。

（2）智能设备协同应用：整合智能手环、智能睡眠监测仪等可穿戴设备，实现生理指标与心理状态的联动监测。设备实时采集用户心率变异性、睡眠质量等数据，结合移动端输入的心理自评信息，构建动态心理健康画像。例如，当监测到用户连续多日睡眠紊乱且情绪评分下降时，系统自动推送放松训练提醒，并将异常数据同步至专业团队，以便及时介入干预，提升危机预防的及时性。

（3）大数据分析平台构建：搭建多维度心理健康数据处理中枢，运用机器学习算法深度挖掘用户行为模式与心理需求的关联。通过分析用户社交频率、运动习惯、搜索记录等数据，预测潜在心理危机风险点；结合历史干预案例库，生成科学的预防与康复策略建议，为用户推送个性化心理调节方案，同时为团队优化干预策略提供数据支撑，实现心理危机管理的科学化、智能化。

3. 服务内容

心理危机主动预防和干预模式的服务内容包括心理危机评估、监测评估等环节，以确保个体得到全面的心理危机预防和干预指导。同时，心理危机主动预防和干预模式将根据用户的需求和个体差异，提供个性化的定制服务，以满足不同人群的健康需求。

（1）心理危机评估：通过收集个体的健康信息、睡眠习惯和心境状态等数据，对其进行全面的评估和分析。这包括使用有效的工具和问卷来了解个体的睡眠状况、心理健康状态和潜在风险因素，可以使用哥伦比亚大学自杀严重度评定量表、创伤影响量表－修订版、自杀评估五步骤评估和分类工具、贝克抑郁量表、匹兹堡睡眠质量指数量表来进行心理危机评估。评估还应考虑个体的文化背景和生活环境，以确保个性化的服务和有效的健康管理。通过评估，可以全面了解个体的心理健康状况、睡眠习惯和心境状态等方面的情况，为后续的监测评估提供基础数据。

（2）监测评估：监测评估作为心理危机主动预防和干预模式的核心闭环环节，通过多维度数据采集与动态分析，实现心理风险的早期预警和干预方案的精准迭代。具体实施路径如下：

①心理状态实时监测：依托智能穿戴设备与移动应用，实时采集用户情绪波动、社交频率、行为模式等数据。例如，当用户连续减少社交互动、频繁使用负面情绪词汇记录日常时，系统自动触发预警机制。同时，结合专业心理测评工具，如 SCL-90、SDS 等，定期对用户心理健康状况进行量化评估，形成动态心理档案。

②生理指标联动分析：同步监测心率变异性、睡眠周期、皮质醇水平等生理数据，建立生理指标与心理指标的交叉分析模型。例如，长期睡眠紊乱伴随心率异常波动的用户，系统将自动提升其心理危机风险等级，并推送针对性的放松训练和心理咨询服务。

③干预效果动态评估：采用前后测对比、过程性评价相结合的方式，量化评估干预计划成效。通过对比干预前后用户的心理测评得分、危机行为发生频率等指标，结合用户自我报告与行为观察，判断干预措施的有效性。同时，运用机器学习算法分析海量干预案例数据，建立干预效果预测模型，提前预判潜在问题并优化方案。

④双向反馈优化机制：搭建用户与专业团队的实时沟通渠道，用户可通过移动应用程序即时反馈干预体验与需求，专业人员根据反馈动态调整干预策略。此外，定期开展用户满意度调查和深度访谈，收集改进建议，不断完善心理危机主动预防和干预的全流程管理体系，确保服务的精准性和有效性。

4. 运营机制与监控评估

构建"运营—监控—改进"一体化机制，保障心理危机主动预防和干预模式高效运行。

在运营机制方面，建立标准化服务流程，从心理风险筛查、分级干预到跟踪管理，实现全过程覆盖。同时，配套制订人员培训、部门协作及应急响应制度，确保服务规范有序。

监控评估采用量化与质性相结合的方式。量化指标涵盖危机预警准确率、干预响应速度等过程数据，以及心理测评改善率等结果数据；质性指标通过用户访谈挖掘服务问题。利用大数据平台实时监测，及时发现运营短板。根据监控评估结果，形成"发现问题—优化策略—验证效果"的改进闭环。例如，针对用户反馈调整干预课程设计，通过数据跟踪评估优化成效，持续提升服务质量与用户体验。

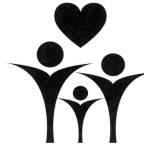

第九章

前沿信息科技与心理主动健康的融合及应用

近年来，国家陆续出台《"健康中国 2030"规划纲要》《"十三五"健康产业科技创新专项规划》《国家创新驱动发展战略纲要》等政策和规划，对全民的心理健康提出了新的战略目标及主要任务，要求加快形成满足需求、协同高效的卫生与健康科技创新体系，增强科技对推进"健康中国"建设的引领和支撑能力。以云计算、大数据、AI 为代表的前沿信息技术加速发展，推动了医疗技术与信息技术相互渗透融合，促进人类主动健康相关产业的发展。

《广西壮族自治区国民经济和社会发展第十四个五年规划和 2035 年远景目标纲要》中，明确提出"发展健康医疗医药产业，加快发展中医壮瑶医疗、医养结合、前沿医疗、健康管理、智慧医疗等服务"。在全区健康产业快速发展的形势下，自治区政府先后出台《广西大健康产业发展规划（2021—2025 年）》《广西医疗卫生服务体系"十四五"规划》等政策，强调加快卫生健康数字化转型，推动人工智能、5G 等新一代信息技术与医疗健康服务深度融合，推进智慧医院建设和医院信息标准化建设，推动包括健康医疗管理在内的健康产业全面发展。

目前主动健康处于高速发展阶段，主动健康的服务模式从早期的主动健康产品模式向"主动健康产品 + 主动健康管理服务"模式改变，而前沿信息科技作为模式转变的核心技术，可以明确健康保障与管理的全流程及标准，提高多方合作与利益分配效率，引导行业各参与方共同建立以用户为中心的健康管理新生态。

"3+1+2"主动健康信息平台和主动健康 App 是广西壮族自治区人民医院推出的前沿信息技术与主动健康相结合的成果。本章将介绍"3+1+2"主动健康信息平台和主动健康 App 在心理主动健康上的应用。

第一节　"3+1+2"主动健康信息平台
在心理主动健康中的应用

一、"3+1+2"主动健康信息平台简介

如今，人们对于健康服务的要求从"以治疗为主"逐渐向"以预防为主"转变，主动健康管理理念越来越普及，成为全民健康进程的重要切入点。而生活方式和行为是个体健康的决定性因素，要改变个体的不良生活方式和行为，就必须有一套促进全民参与的健康反馈和激励机制，"3+1+2"主动健康信息平台是实现此目标的重要举措。

"3+1+2"主动健康信息平台包括：①三大数据库，即门诊数据库、住院数据库和体检数据库；②一大数据中心，也就是综合健康医疗大数据中心；③两大平台，分别是多学科健康管理平台和主动健康管理平台。

"3+1+2"主动健康信息平台以《中华人民共和国国民经济和社会发展第十四个五年规划和2035年远景目标纲要》《"健康中国2030"规划纲要》为指引，采用大数据、人工智能、机器学习、物联网及5G等新一代信息技术，结合关口前移、早诊早治、医防融合、主动健康新模式，通过在自治区层面搭建主动健康智慧医疗创新平台，整合智慧医疗"产、学、研、用、管"全链条研发力量，构建以健康为中心的主动健康智慧医疗工程体系，实现对全人群、全周期、全方位的主动健康管理。

二、心理主动健康与"3+1+2"主动健康信息平台

国务院发布的《"健康中国2030"规划纲要》中提出，要通过实施慢病综合防控战略，强化慢病筛查和早期发现，到2030年，实现全人群、全生命周期的慢病健康管理。国务院在《中国防治慢性病中长期规划（2017—2025年）》中部署了5～10年的慢病防治工作，力争降低全社会的疾病负担，提高居民健康期望寿命，努力全方位、全周期保障人民健康，为推进健康中国建设奠定坚实基础。

大部分心理疾病属于慢性疾病，治疗周期长，容易复发，还可能出现病情加重。长期实践经验发现，疾病管理工作存在诸多痛点，如患者依从性不高、患者健康数据无法实时掌握、线下随访流程复杂、线上缺乏良好连接渠道、诊疗科研数据碎片化……这些痛点长期困扰着医院和医疗管理团队。对此，"3+1+2"主动健康信息平台从患者端、医生端、健康管理师端、医院管理端分别进行了细致的设置，可有效为患者提供全面细致的健康管理服务。

三、功能应用范围

"3+1+2"主动健康信息平台是以"微信公众号（或小程序）+PC端"为载体，依据场景打造的产品，在保障患者使用方便的同时，最大限度地方便医护团队随时随地解决患者的问题，方便医院全流程监控管理。

1. 患者端——"公众号 + 小程序"

将 H5 页面链接到医院原有公众号或小程序，结合可穿戴设备，支持患者进行自我管理，接受健康管理师的健康管理服务，向专科医生发起在线问诊等，从院中到院后康复管理、再到复诊的院前信息收集，形成就诊全病程闭环管理。

2. 医生端——"小程序 +PC"

将 PC 端和小程序相结合，打造临床科室专科医生管理患者的专业工具，智能化支持主动健康管理工作，提高健康管理工作的效率，同时支持实现医患远程在线图文问诊、视频问诊、在线续方、处方配送等功能。

3. 健康管理师端——"小程序 +PC"

PC 端可帮助健康管理师在院内完成患者管理工作。小程序端定位为健康管理师碎片化时间的接诊工具，健康管理师能够自由灵活接诊，不受时间和空间限制，并实时与患者交流。为每一名繁忙的专科医生配备专职健康管理师作为专科医生团队成员，协助医生管理患者，处理患者日常咨询，为患者提供健康管理服务，包括健康信息管理、健康咨询与指导、健康维护、健康教育、参与多学科视频会诊等。

4. 医院管理端——"PC"

医院 PC 端管理后台定位为医院主动健康管理全业务、全流程的管理工具。依据不同的功能板块，提供强大的后台管理功能和数据统计分析功能，包括但不限于患者管理、知识库管理、订单查询、服务管理、服务监督、多学科视频会诊等功能。

四、功能应用介绍

（一）患者端

1. 患者建档

支持患者在微信公众号上绑定信息，完成健康档案建档（图9-1）。

2. 签约服务

响应国家政策，为患者提供随访服务，同时提供增值付费服务。除了基本的随访功能，还包含智能硬件、医生问诊包、健康报告等多种增值服务。患者可与医生在线签约，享受套餐所包含的医疗服务。支持患者定制不同的主动健康管理服务套餐，根据需求为健康对象服务（图9-2）。

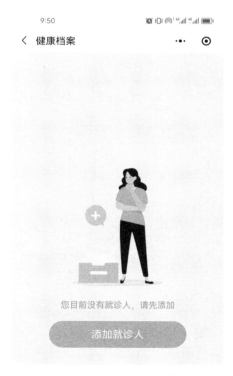

图9-1 "患者建档"界面

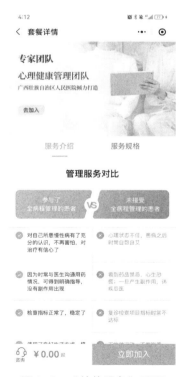

图9-2 "签约服务"界面

3. 每日任务

签约完成后，医生、健康管理师团队为患者量身定制每日健康任务，包含复诊提醒、换药提醒、患教资料科普、慢病康复评估量表填写、测量任务、用药提醒、运动提醒、饮食提醒等（图9-3）。

4. 消息提醒

患者关注平台公众号后，将以模板消息的形式定时推送今日任务的提醒，直接触达用户，提高了随访成功率及用户的依从性（图9-4）。

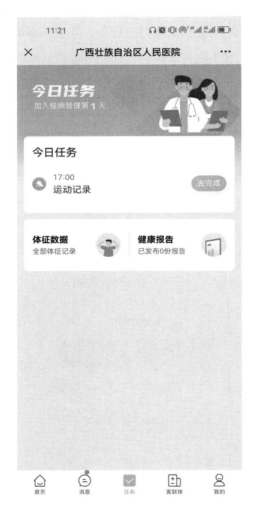

图 9-3　"每日任务"界面

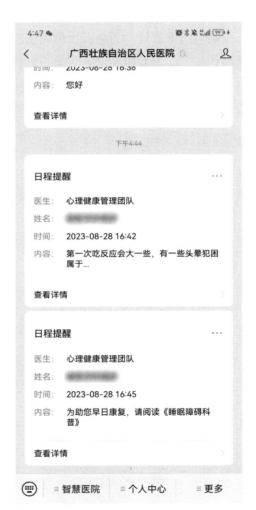

图 9-4　"消息提醒"界面

5. 诊后随访

根据设置好的随访计划，系统会自动定期发送随访计划给患者，包括复诊提醒、用药提醒、慢病康复评估量表、患教资料科普等信息（图9-5）。后台可以监督患者依从情况，必要时医生团队会进行电话随访并记录随访信息。

6. 健康宣教

支持制作疾病相关的患教资料，包含文章和视频等形式，推送至患者端，帮助患者更多地了解和掌握疾病科普相关知识（图9-6）。

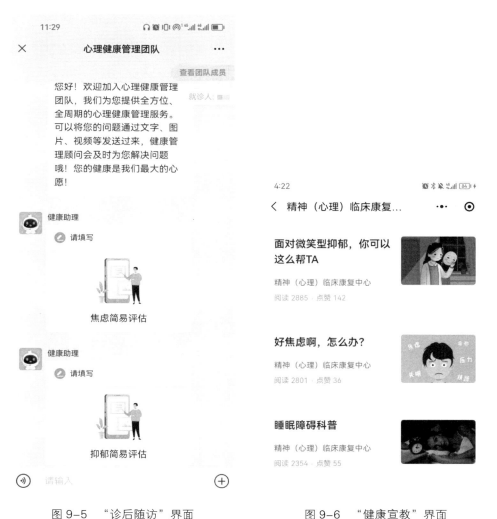

图 9-5　"诊后随访"界面　　　　图 9-6　"健康宣教"界面

7. 图文咨询

支持用户发送图片、文字与健康管理师和医生进行沟通，方便就患者院外情况及时沟通（图9-7）。

8. 家属监督

在获得患者同意后，家属可申请家属监督，及时收到患者的异常体征数据、每日任务等消息提醒，方便家属跟踪处理，防止老年人、未成年人错过任务消息提醒等，提高消息触达率及患者依从性（图9-8）。

9. 自建病历

为补充患者在他院就诊记录，方便医生团队全面了解患者病情，避免不必要的检查等，患者可自行添加上传他院就诊记录图片，医护团队可查看及归档（图9-9）。

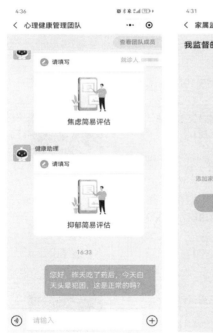
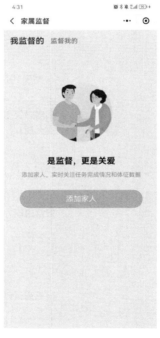
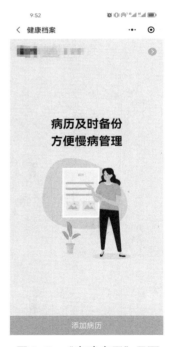

图9-7　"图文咨询"界面　　图9-8　"家属监督"界面　　图9-9　"自建病历"界面

（二）健康管理师端

1. 随访任务提醒

为方便健康管理师工作站解决日常患者管理任务，"今日任务"面板将展示健康管理师的每日任务，含体征异常处理、抓取预警、报告危险值预警等任务内容，方便健康管理师快捷处理患者管理任务（图9-10）。

图 9-10 "随访任务提醒"界面

2. 制订随访计划

健康管理师可结合患者全息档案，针对患者情况，制订个性化随访计划，或从院内知识库选择对应随访计划（图9-11）。计划制订后，系统将智能执行，根据计划时间，定时提醒患者执行对应的随访任务，免去人工记录和重复提醒患者。

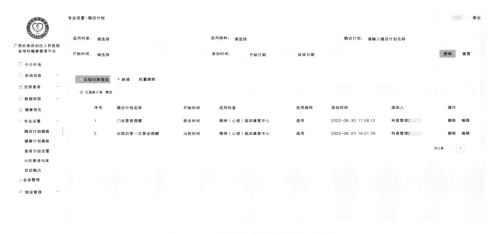

图 9-11 "制订随访计划"界面

3. 制订健康计划

除随访计划之外，医护团队还将为患者制订对应的健康干预计划，包括运动计划、饮食计划、体征监测计划等（图9-12）。制订后，将定期提醒患者，并将完成情况记录反馈给医护团队。

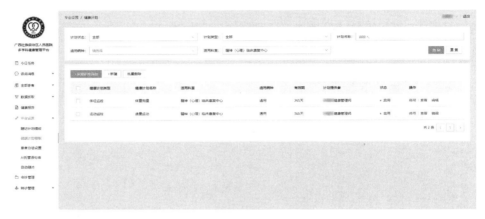

图9-12 "制订健康计划"界面

4. 电话随访

系统将按照计划执行患者的每日任务提醒，同时记录患者反馈。若患者未读取任务信息，将生成电话随访任务，提醒健康管理师主动电话干预，确保触达患者。系统信息和电话随访相结合的方式，最大限度地在效率和患者触达率间达到平衡。

5. 分组管理

系统支持对患者进行分组管理，可根据病种、症状等情况进行患者分组（图9-13）。

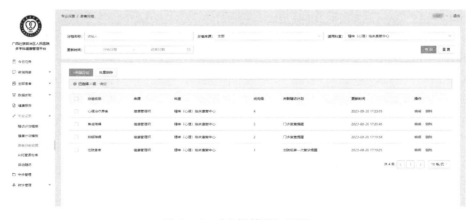

图9-13 "分组管理"界面

6.患者咨询

签约患者日常可通过系统及时咨询健康管理师，健康管理师可在线回复，沟通方式包括图文、语音消息，支持语音翻译文字，实时沟通可拉近医患距离（图9-14）。支持智能联想常用语快捷回复患者问题，提升沟通管理效率。

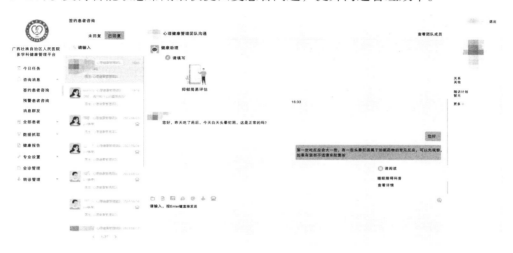

图 9-14 "患者咨询"界面

7.消息群发

系统支持群发文字消息、图片消息、宣教资料、慢病康复评估量表、服务商品的群发（图9-15）。支持进行分组发送，方便针对不同患者群体在不同场景下的群发需求，方便快捷地触达多位用户。

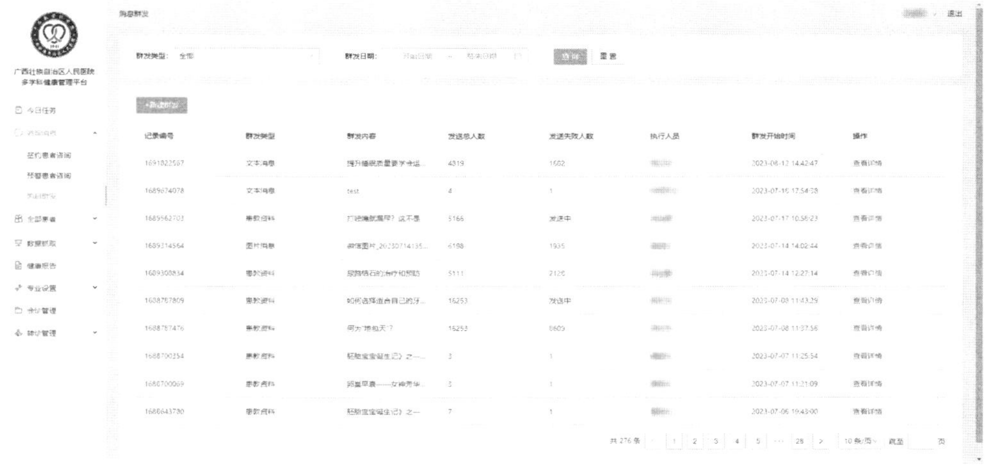

图 9-15 "消息群发"界面

8. 健康报告

平台根据患者每日提交的数据和随访结果生成健康报告，健康管理师每天检查审阅报告详情，审核通过后可进行发布。后台备有大量的健康报告模板，可供健康管理师和医生选用。

9. 转给医生

医生与健康管理师采取团队管理模式，健康管理师可根据患者情况进行判断，针对需要医生干预的患者，可通过一键转发功能将患者信息转发给医生跟进处理。

（三）医生端

1. 患者咨询

主动健康管理服务包中包含若干次问诊服务，患者也可单次购买咨询服务，医生可通过医生终端与用户进行在线沟通，同时可以查看用户的异常体征及历史病历信息（图9-16）。

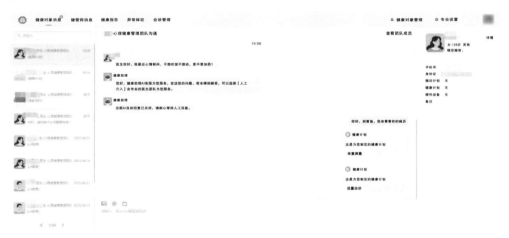

图9-16 "患者咨询"界面

2. 患者全息档案

方便医护团队全面了解患者病情，集成并展示患者院内外数据。其中，院内数据包括门诊、住院电子病历、检验检查报告，院外数据含体征数据、随访记录等档案数据。医护团队可随时随地查看，方便根据患者个性化情况进行干预和管理（图9-17）。

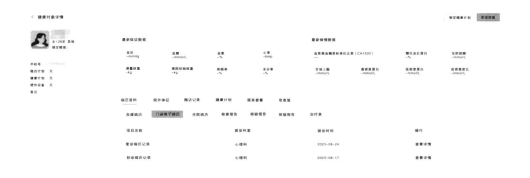

图 9-17　"患者全息档案"界面

3. 团队协助

为分担医生繁重的工作任务，慢病患者的日常管理工作由健康管理师承担。健康管理师遇到不能解决的问题，可主动请求医生介入处理。医生在查看患者情况后，主动与患者联系，或给健康管理师建议由健康管理师执行处理，还可以联系团队其他成员协助（图 9-18）。

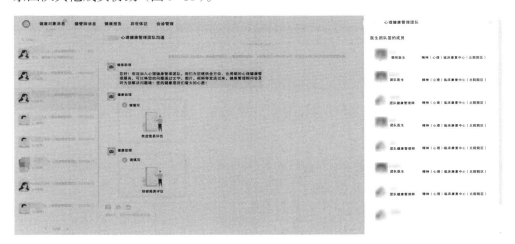

图 9-18　"团队协助"界面

4. 知识库管理

联合医院构建强大的知识库内容，包含慢病康复评估量表知识库、疾病风险评估知识库、膳食处方运算知识库、运动处方运算知识库、健康宣教知识库等模块，帮助医院高效地服务患者。平台开放多家医院积累的知识库，支持从云平台知识库复制后编辑使用（图 9-19）。

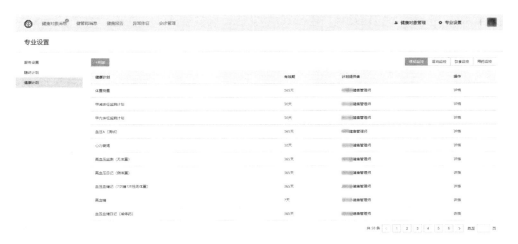

图 9-19 "知识库管理"界面

5. 会诊管理

平台支持向其他学科团队发起会诊及接收会诊，可处理会诊申请，查看患者情况，回复会诊意见（图 9-20）。

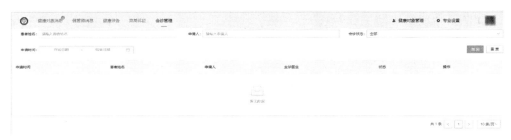

图 9-20 "会诊管理"界面

6. 服务管理

管理者可根据各病种情况，自由组合服务内容、服务时长、定价等内容，也可自由配置需提供服务的医生；可查看医生、健康管理师工作任务统计等数据，了解团队的服务质量，以便进行调整。

第二节 主动健康 App 在心理主动健康中的应用

一、主动健康 App 心理健康板块简介

主动健康 App 心理板块是一个关联主动健康平台，为广西区域内民众提供

心理健康服务和医事管理的综合功能 App。具体来说，App 通过分析个人健康数据、心理数据进行 AI 心理管理，创建集心理体检、心理科普、心理练习、心理建议、就诊咨询、用药咨询、患者交流等于一体的个性化心理健康服务模式，以实现引导广大民众主动关注和管理心理健康，提高心理健康水平的最终目标。

主动健康 App 的重点和特色在于医疗帮助与自助服务相结合，如此定位的原因有三个。

第一，随着民众心理健康意识的提高，对心理健康服务的需求逐渐增长，精神卫生服务的对象、服务的重点也进一步转移，除了传统的重性精神障碍患者，各种心理问题、适应不良行为、轻性精神障碍、药物酒精依赖、心身疾病、儿童和老年人的心理卫生问题都受到重视。医疗帮助与自助相结合的方式，能够满足部分民众改善情绪、提高生活品质、提升幸福感和潜能的需求，防病保健，节约宝贵的医疗资源。

第二，以人为中心，强调全病程治疗及功能恢复的理念已逐步成为精神卫生领域的共识。治疗的目标不仅仅是消除疾病，而是以全面康复、功能增强、重返社会和提高生活质量为宗旨。心理疾病的形成是生物、心理、社会因素共同作用的，自身思维方式、应对方式、生活习惯和社会支持系统等方面的调整非常重要。生活方式的改变是一项长期的事，患者对自身健康负起主动的责任，在日常生活中依据科学的指导进行实践，能够更为彻底地达到治愈和预防复发的目的，同时能够增强自我效能感。

第三，相对于躯体疾病，人们对心理疾病的认识还不够充分，因为不了解而存在偏见，造成心理疾病的污名化现象。在社会文化中，心理障碍患者常常受到歧视和拒绝，比如不被雇用、被剥夺某些权利。这种污名化来自大众文化中对精神病患者的刻板印象，这些刻板印象让人们把患有心理障碍的人与"疯子"或"危险"的标签联系在一起，使得他们被视为不正常或不值得信任的人。或认为心理障碍患者是意志薄弱、矫情、懒于行动，才会困于负面情绪无法振作。这导致心理障碍患者所受的社会偏见之苦与因心理问题所受的苦相当甚至更甚，让许多患者有强烈的病耻感，难以寻求帮助。要改变这个状况，非常需要推进科普工作，让广大民众都有专业的渠道了解心理疾病，对它的发生和治疗有正确理性的认识，社会的接纳对心理障碍患者的康复有重大助益。

二、功能应用

（一）总体设计

主动健康 App 心理板块提供全人群、全周期、全方位的心理健康管理。"健康"与"疾病"的界限不是绝对的，心理健康是一个连续谱，每个人的心理状态也随着不同的人生阶段和状态流动变化着。在这个连续谱上，从健康到不同程度的心理问题，依次划分为四个等级：健康状态、不良状态、心理障碍、心理疾病。

心理健康人群保持健康的生活方式即可，如果有意愿，也可以通过自我调整进一步提升幸福感和挖掘潜能。不良状态的人，可以通过自我调整来应对短期的困难，若单靠自我调整在较长的一段时间内仍无法解决痛苦，就需要心理治疗的帮助。达到心理障碍等级的人，承受较大的情绪困扰，社会功能也受到较大损害，需要及时干预，进行心理治疗，必要时药物治疗。而达到心理疾病等级的患者，按照严重程度，应进行门诊药物治疗和心理治疗，或住院治疗。因此，结合问题严重程度以及干预方式的区别，App 将用户分为四类：

A 类极重度：需要住院治疗的患者。

B 类重度：需要门诊药物治疗和心理治疗的患者。

C 类中度：需要规律心理治疗的患者。

D 类轻度：可以自我调整的患者和健康人群。

用户进入 App，完成心理测评，系统根据对测评结果的判读，自动为用户推送适宜的心理服务。A 类用户建议其尽快到医院就诊，推送挂号就诊流程、住院流程，指导用户做好就诊前的准备。B 类用户建议其择期到医院就诊，并在面诊后持续通过 App 定期自测心理健康状况，与医生交流，了解关于疾病治疗的科学知识。C 类用户将获得"找医生""找心理治疗师"的引导，以及相关心理测评、科普文章、心理练习的推荐。D 类用户将获得相关心理测评、科普文章、心理故事、心理练习等内容的推荐。这个过程的 App 运行逻辑如图 9-21 所示。

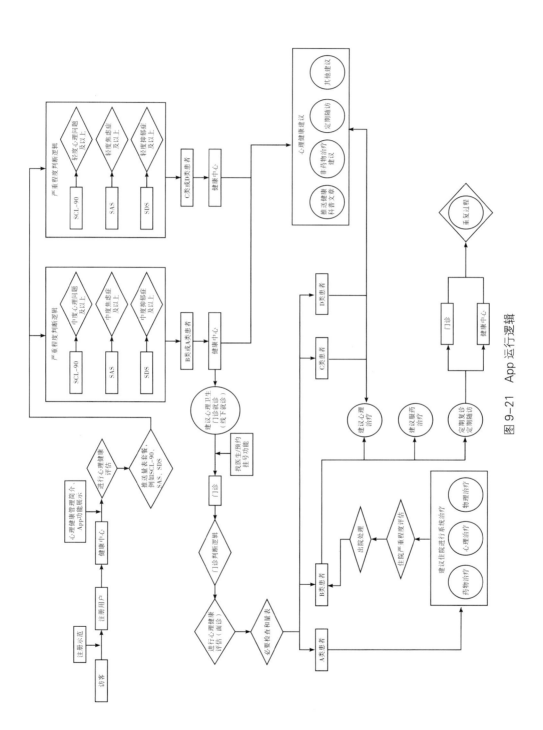

图 9-21　App 运行逻辑

（二）用户功能

1. 心理测评

链接专业心理测评系统，自动计分和参照常模给出测评结果。有与心理疾病症状相关的如焦虑、抑郁等测评，也有如疲劳程度量表等涉及生活各方面的测评，还可以以心情日记的方式自行记录心理状态（图9-22）。测评结果让用户对自身心理状态有所了解，同时系统据此有针对性地推荐心理服务。

2. 心理科普

心理科普文章涵盖疾病科普、情绪困扰、婚恋情感、家庭困扰、学业职场、亲子教育、人际关系等板块。心理故事是经来访者知情同意，匿名化处理后，以案例故事的形式，分享个人心路历程，提升用户觉察自身心理问题的意识，从相似的人群身上获得情感共鸣，学习相关的应对经验，提升克服困难的信心（图9-23）。

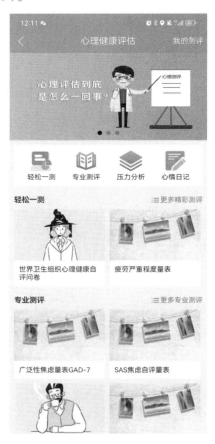

图9-22 "心理测评"界面

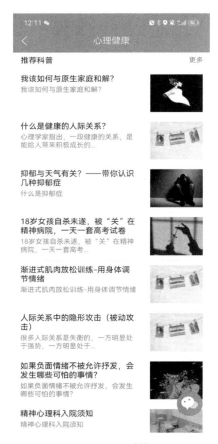

图9-23 "心理科普"界面

3. 心理练习

提供一些比较简单的、可在家自主练习的方法，用文字、图片、音频、视频等方式引导用户跟随，实现每天在家花少量时间，即可有效促进心理健康，增强心理韧性（图9-24）。

4. 找医生

需要医疗帮助时，支持用户发送图片、文字，与医生、健康管理师和心理治疗师进行沟通，对于身体不适、有用药困惑或存在重大情绪波动的患者给予及时解答和医疗支持，增加患者治疗依从性（图9-25）。

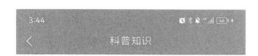

渐进式肌肉放松训练，其理论前提是当人们有一些产生焦虑的想法时，身体的肌肉会绷紧，肌肉绷紧之后会让人更加焦虑，继而引发恶性循环，消除肌肉紧张，即可结束这种恶性循环。通过对全身肌肉进行紧张和放松的交替练习，达到深度放松的感觉，进而缓解、释放压力。这种放松训练不仅能够影响肌肉骨骼系统，还能使大脑皮层处于较低的唤醒水平，并且能够对身体各个器官的功能起到调整作用。长期训练还可以达到快速缓解情绪，改善睡眠的效果。

操作步骤：
1. 开始前，先深呼吸3次，体会腹腔被空气充满的感觉。用鼻子缓慢地吸气和呼气。呼气时，想象你所有的压力都离开了身体。
2. 双手用力握拳保持7~10秒，然后放松15~20秒。针对其他肌群练习时也应按照上述节奏来完成。

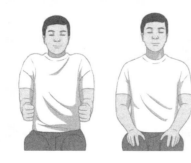

图9-24 "心理练习"界面

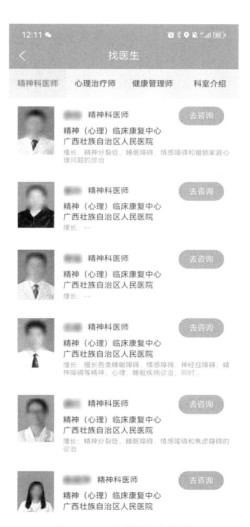

图9-25 "找医生"界面

185

5. 上传健康数据

用户可上传体征、饮食、运动、情绪等资料，关注健康数据，自我监控并养成良好生活习惯，完善院内外全息档案，方便医生从系统视角了解患者（图9-26）。

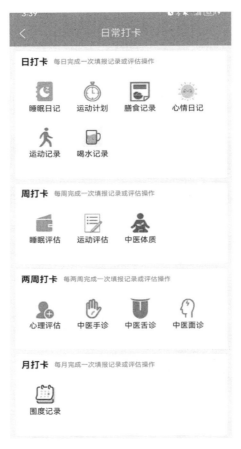

图 9-26 "上传健康数据"界面

第三节 主动健康 App 心理板块的推广

一、产品定位

主动健康 App 心理板块主要用于提供心理健康服务。App 通过分析个人健康数据、心理数据进行 AI 心理管理，创建心理体检、心理科普、心理练习、心理建议、转诊咨询等一体化个性化的心理健康服务模式，实现"用户定期做心理体检和心理练习，防病保健康"的最终目标。

二、总体目标

（一）短期目标

1. 第一阶段推广试行

目标群体：广西壮族自治区人民医院精神心理科全体工作人员及患者。

核心内容：提供以抑郁症筛查和干预为主的心理健康服务（包括心理测评、心理练习、心理建议等）。

推广策略：科室全体工作人员下载使用，工作人员在患者前来门诊就诊或住院时，向患者推介 App，统计并分析相关运营数据。

2. 第二阶段推广试行

目标群体：广西壮族自治区人民医院全院工作人员。

核心内容：提供以抑郁症筛查和干预为主的心理健康服务（包括心理测评、心理练习、心理建议等），具体内容包括建立包含个人抑郁症健康数据、健康记录等心理健康日常数据的个人数据库，通过心理测评统计及分析，为个体提出短期及长期的心理建议，提供各类专业心理科普知识和心理练习。

推广策略：通过院内会议、培训等活动推广给全院工作人员。

（二）长期目标

目标群体：广西壮族自治区区域内民众。

核心内容：提供包含心理测评、心理练习、心理健康科普等心理健康服务项目，带动广大群众获得心理健康知识，主动关注和管理自己的心理健康，提高心理健康水平。

推广策略：通过义诊、线上线下科普讲座等渠道向民众宣传。

三、时间节点和计划

（一）短期目标时间节点与计划

1. 时间节点

半年内实现科室内工作人员的推广，一年内实现全院工作人员和科室就诊患者的推广。

2. 计划

通过使用 App 上心理板块各项目功能作为干预措施的手段，以验证各个疾病主动干预的有效性。

以抑郁症为例，验证 App 内心理治疗项目作为抑郁症状干预措施的有效性。具体来说，该研究旨在通过使用 App 中的心理练习项目，减轻患者的抑郁症状，改善患者的抑郁情绪，构建积极的自我概念，提高心理健康水平，减少抑郁症的复发率，减轻抑郁症患者及其家庭的经济负担，提高抑郁症患者的生活质量和转归。

3. 阶段目标

①探索抑郁症自主治疗的新方法，总结抑郁症进行主动干预治疗的经验。

②评价抑郁症患者使用 App 心理练习项目自主治疗的应用效果。

③观察抑郁症症状转归情况。

4. 实现短期目标的方式

实现短期目标的方式如图 9-27 所示。

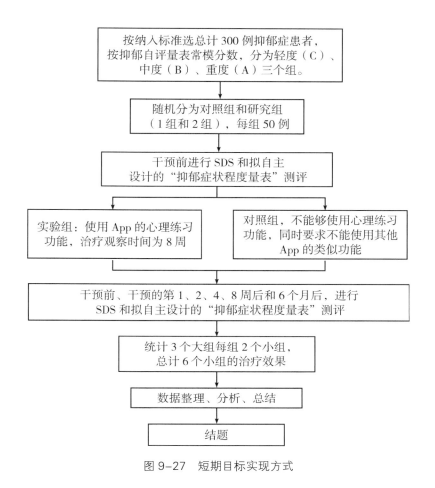

图 9-27　短期目标实现方式

（二）长期目标时间节点和计划

1. 时间节点

3 年。

2. 计划

以抑郁症短期推广结果为参考，再制订长期阶段性推广计划。

3. 最终目标

（1）提高以抑郁症患者为主，覆盖全广西心理健康及亚健康民众的心理健康水平、生活质量，改善情绪，回归社会，巩固疗效，减轻医疗负担并减少宝贵稀缺医疗资源的浪费。

（2）创建广西抑郁症主动心理健康干预治疗模式，作为全广西抑郁症自主干预治疗的方向参考。

参考文献

［1］GILLILAND E，JAMES K. 危机干预策略［M］. 肖水源，译. 北京：中国轻工业出版社，2000.

［2］王卫红. 抑郁症自杀与危机干预［M］. 重庆：重庆出版社，2006.

［3］邱鸿钟，梁瑞琼. 应激与心理危机干预［M］. 广州：暨南大学出版社，2008.

［4］钱铭怡. 国内外重大灾难心理干预之比较［J］. 心理与健康，2005（4）：3.

［5］秦虹云，季建林. PTSD及其危机干预［J］. 中国心理卫生杂志，2003，17（9）：3.

［6］季建林，徐俊冕. 危机干预的理论与实践［J］. 临床精神医学杂志，1994，4（2）：3.

［7］史占彪，张建新. 心理咨询师在危机干预中的作用［J］. 心理科学进展，2003，11（4）：393-399.

［8］李建明，晏丽娟. 国外心理危机干预研究［J］. 中国健康心理学杂志，2011，19（2）：4.

［9］童辉杰，杨雪龙. 关于严重突发事件危机干预的研究评述［J］. 心理科学进展，2003，11（4）：5.

［10］姜荣环，马弘，吕秋云. 紧急事件应激晤谈在心理危机干预中的应用［J］. 中国心理卫生杂志，2007，21（7）：3.

［11］黄蓉生. 以预防为主构建心理危机干预工作新模式［J］. 中国高等教育，2005（8）：2.